本性针灸临证心悟

于本性 著

北方联合出版传媒（集团）股份有限公司
辽宁科学技术出版社

图书在版编目（CIP）数据

本性针灸临证心悟 / 于本性著 . -- 沈阳：辽宁科学技术出版社，2025. 6. -- ISBN 978-7-5591-4144-6

Ⅰ . R246

中国国家版本馆 CIP 数据核字第 2025P7F453 号

出版发行：辽宁科学技术出版社

（地址：沈阳市和平区十一纬路 25 号 邮编：110003）

印 刷 者：辽宁新华印务有限公司

经 销 者：各地新华书店

幅面尺寸：170mm × 240mm

印 张：8

字 数：150 千字

出版时间：2025 年 6 月第 1 版

印刷时间：2025 年 6 月第 1 次印刷

出 品 人：陈 刚

责任编辑：赫 昊

封面设计：周 洁

版式设计：袁 舒

插图制作：沈子微

责任校对：高雪坤

书 号：ISBN 978-7-5591-4144-6

定 价：78.00 元

联系电话：024-23284363

邮购热线：024-23284502

E-mail：lnkj_hehao@163.com

前　言

我自 1997 年起就读于辽宁中医药大学（原辽宁中医学院）针灸系，2002 年攻读硕士学位，并于 2016 年获得博士学位，就读专业始终为针灸推拿学。

这么多年接触过很多种不同的针灸理念，其实也曾经对大学的教材怀疑过，面对不同的针灸取穴理念也曾深深地迷茫过。经过多年的教学与临床历练，近几年关于针灸临床如何应用才逐渐有了一个比较明晰的认识。

针灸临床取穴是针灸学中的重要内容，我们中医药大学使用的《针灸学》全国统编教材中提出了 4 种选穴原则，包括局部选穴、远端选穴、辨证选穴和对症选穴。所有接受过院校教育的学生包括我本人在内，最初都是按照这 4 种原则在临床治病，然后发现有时效果很好，但是有时疗效就不好，所以，很多从事临床工作的医生在工作了一定的年限之后都可能对我们的教科书内容产生怀疑，为什么我们在应用这些方法时，经常有不能解决的问题呢？

带着这些疑问，每个从事针灸临床的医生为了提高自己，都会接触一种或者多种教科书之外的针灸理念，事实上我们的教材也在不断更新，比如近几年的教材中就增加了芒针和针刀疗法等内容。也就是说，近几年出现的新针灸理念，是得到了"官方"认可的。

针灸门派众多，各有特色，对于初学者来说不可能每种针法都学习，对于临床工作者来说，临床上也不可能每种方法都应用。所以无论医学生还是临床医生，对于针灸的临床应用，只要深入地掌握其中的一到两种针法，基本上就可以应对大多数的临床情况了。

在多年的教学与临床实践中，笔者接触过很多的针灸理念与方法，也见证了很多大师级人物的成长之路，但大家的很多经历都是难以复制的。而自己作为大学里的针灸学老师，也时常在思考一个问题，如果让我向针灸的后学者推荐一种针灸方法，我要推荐什么呢？这也是撰写本书的初衷。本书主要给大家介绍两种针法，每种针法都能自成体系，这两种针法也是笔者近些年针灸教学与临床实践中最重要的心得，也是临床中每天都要用到的针法，特与大家分享。

第一种针法，暂且称之为经络平衡针法。这种针法不同于王文远老师提出的平衡针法，王文远老师的平衡针法以单穴为主，一般情况下不留针，特别强调对神经的刺激，而笔者提出的针法是在《黄帝内经》中缪刺左右交叉取穴的基础上，以经络之间的一种对等关系为主要依据的针法，主要作用点在经络上，对于很多疾病都有立竿见影的效果。

第二种针法，是人迎寸口脉针法。人迎寸口脉针法在《黄帝内经》中解说得非常详尽具体，但是现代临床中很少有人应用。我在研读《黄帝内经》的过程中，在发现了人体经脉循环的特殊体系之后，再去重新解读人迎寸口脉，发现很多问题就迎刃而解了。

如果说经络平衡针法是解决经络病的，那么人迎寸口脉针法就是解决多种内科疾病的利器，对于很多内科疾病都能起到立竿见影的效果。

本书一共五章，第一章主要分析了当下常见针灸流派的分类及其特点；第二章讲解了经络平衡针法的理论基础和临床应用案例；第三章介绍了人迎寸口脉针法的理论基础和临床应用案例；第四章介绍了循经取穴的应用方法及具体案例；第五章针灸杂话部分，是近几年笔者在针灸教学与临床方面的心得体会。

虽然时间充裕，但是笔者水平有限，如有不当之处，敬请指正！

目　录

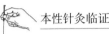

第一章　小议针灸门派

今日不揣简陋，简单地介绍一下接触过的各家针法。应该说每种针法都有自己独到的地方，对于初学者来说，没有必要区分这些针法的高低，事实上也没有高低之分，只是看针法适不适合学习，适不适合治疗患者的疾病。

就我目前接触过的针法种类，大致有如下几种：

（1）传统针灸，也可以叫作古法针灸，是以十二经络和奇经八脉理论为主，是最传统、最基础的针法，是绝大多数民间中医及针灸师使用的针法，也是各所中医药大学的教材中传授的最主要的针法理念。

不知从什么时候开始，传统针灸出现了学院派与民间派的区别。很多人谈到学院派，都觉得其临床能力差，而高手都出自民间。民间肯定是有高手的，但是无论哪里的高手都不太可能在短时间内培养出来。大学的学生在校 5 年，实际上学习中医的时间可能不足半数，所以让刚出校门的学生成为高手，这从培养时间上来说就不太可能，但是大学里讲的内容是基础的、是框架的，单从针灸学来说，大学里给学生传播的理念是以经络学为基础的针灸学，而经络学是针灸学中最重要的也是最基础的内容，只要学生掌握了经络学，或者思想里有了对经络学的深刻认识，那么在以后的工作学习中，就会有一个明确的或者说正确的方向，坚持一段时间，都会有所作为。而多数民间中医在大多数情况下使用的取穴理念基本上都是以大学教材里的经络腧穴理念为基础的。

（2）以经外奇穴为主的针灸流派，这个流派因为取穴简单，而且效果显著，已经成为很多初学者学习针灸的首选方案。

其中最有名的就是源自中国台湾的董氏奇穴，这个针法非常好用。董氏奇穴中提出的动气疗法、倒马针都是非常有价值的方法。这个针法的穴位分布并不像十四经那样按照经络的规律分布，而是按照部位排列，具有相同功能的穴位既可能在脸上，也可能在手上，还可能在脚上，所以对于初学者来说，穴位的记忆是一个很大的问题。

经外奇穴除了非常系统的董氏奇穴之外，可能很多医生在临床中也会找到自己的经外奇穴。大学的针灸学教材中也提到了至少 40 个经外奇穴，但是能够形成流派体系的，个人认为目前只有董氏奇穴。

（3）道家针灸，是具有明显道家特色的针灸流派。而道家针灸可能又分为很多种情况，有的将周易八卦理论融入针灸学，在取穴过程中考虑8个卦象与人体的关系，也有的是将时间因素融入针灸学，取穴按照时间因素来取。

将八卦取类比象因素融入针灸学的流派，通常是将身体的某个部位对应一个卦象，依据八卦的卦位与五行、人体的对应关系来配穴。经常被选择的部位包括肚脐、头顶、手及眼睛等。这种针法要求针灸医生有非常清晰的八卦类象的概念，医生需要知道八卦类万物、八卦类人体、八卦与人体各个器官之间的关系、8个卦象之间的相互关系、八卦与天干地支之间的关系等，需要掌握的相关易学的基础知识非常多，并且能够融会贯通，才能熟练运用此针法。

很多医生在学习的过程中，由于不能真的明白卦象与人体的对应关系，所以在应用的过程中往往只会公式化的应用，而不能融会贯通。

比如脐针，就有将脐部对应先天八卦还是后天八卦的分歧，即使是后天八卦，也有人体左右与震、兑卦定位的争论，眼针的应用也有类似的问题。这些问题到目前都没有得到有效解决，各执一词，各有各理，而且各自宣称均有疗效。

以时间为取穴依据的道家针灸，最有代表性的就是灵龟八法和子午流注针法，前者是以八脉交会穴为基础，后者是以五输穴为基础。可能是因为人体气血运行有很多种不同的循环规律，关于以时间为取穴依据的各种流派对于某种时间针法的取穴计算方法其实不尽相同，比如我们大家所熟知的子午流注纳甲法，其实至少有4种不同的算法。所以个人认为，关于时间的针灸取穴，可能还需要更多的时间去验证。

（4）强调针刺手法的流派。这一流派，严格来说，其实也算是传统针灸的一种。

强调针刺手法的运用，至少从元朝的《金针赋》开始就已经很完善了。我们所熟知的苍龟探穴、青龙摆尾、白虎摇头、赤凤迎源等手法都是出自那个时期，而烧山火与透天凉是手法派针灸特别强调的内容，也是当下很多针灸医师非常熟悉的内容。

关于这些很酷炫的针刺手法，对于大多数学针灸的人来说有两个问题需要面对，第一，就是我们完全按照书上写的操作步骤进行针法的操作，比如烧山火的三进一退，行九阳之数；透天凉的一进三退，行六阴之数等，按照这个规程操作了之后并没有产生热或者凉的现象，或者说大多数情况下不产生；第二，即使产生了热或者凉的现象，其临床效果实际上并没有想象中的那么好。

很多强调手法的针灸大家，他们一直进行各种功法的练习，通过不停地修炼功法，让自己的"气"更饱满、更充盈，然后在进行针灸的时候才能达到更好的效果。临床上不管以什么针法为主，如果有机会练习任意一种传统功法，如太极拳、八段锦、站桩，都会让你的临床效果提高。

（5）以解剖为基础的针法，这几年在国外尤其流行。

由于我们对于人体解剖学的认识更深入、更具体了，很多人尝试完全从解剖学的角度，从人体结构学的角度来思考人体、解决人体的问题。这种针法理念，针对运动系统的疾病，疗效特别突出，很多时候可以做到立竿见影。但是这种针法熟练应用的前提是，应用者必须有非常扎实的解剖学基本功，要想达到更好的治疗效果，仅了解骨骼与肌肉的局部解剖知识是不够的。

（6）以全息论为基础的各种针法，比如耳针、头针、各种手针等。

这种针法起作用的一个关键因素，就是施针者需要有一个"象"的概念，施针者的内心要非常理解全息影像在人体中的对应关系，这样才能熟练运用各种全息针法，如果对全息的概念不理解，只是简单地模仿某种全息针法的取穴，这样是不可能完全实现全息针法的疗效的。

另外，运用此针法取穴有效的关键因素在于，能不能在相应的部位找到"异常点"，如果能找到，此种针法的作用就会非常明显，如果找不到，那么这种针法的效果就不怎么好。

（7）以脉诊作为主要依据的针法。

这种针法其实早有记载，只是在针灸传播过程中被淡化了。比如《黄帝内经》中的人迎寸口脉针法，就是脉与针的直接对应，其他章节也记载了通过脉的变化来判断针灸有效还是无效的方法。

比如《灵枢·终始》曰："所谓气至而有效者，泻则益虚，虚者脉大如其故而不坚也，坚如其故者，适虽言故，病未去也。春益实，实者脉大如其故而益坚也，夫如其故而不坚者，适虽言快，病未去也。故补则实，泻则虚，痛虽不随针，病必衰去。"这段文字说的就是针灸的疗效判断标准是脉诊，而不是其他。有一个相对客观的针灸疗效判断标准，对于针灸医生来说，在临床上是非常重要的。

以上就是我对当前的针灸流派的粗浅认识，当然也可能会有很多其他针法或是还有很多我没有接触过的，但是不论什么针法，其实都能解决问题，如果能够深入学习，每种针法都会让你受益匪浅。

第二章　经络平衡针法

中医药大学针灸学教材包括《针灸学》《针灸治疗学》等书籍所列举的针灸选穴原则，通常为近部选穴、远部选穴、辨证选穴及对症选穴。我们通常在教学与临床中也是基于这4种基本的选穴原则进行临床取穴的。

近部选穴是指在病位局部和邻近部位选取穴位进行治疗。这是根据腧穴的近治作用而制定的一种基本选穴方法。如鼻病选素髎或迎香，眼病选睛明、瞳子髎，面瘫选颊车或地仓，脱肛选会阴或长强，胃痛选中脘、梁门等，也可根据"以痛为腧"的原则，在局部寻找压痛点，并以压痛点施术。近部选穴可选取病痛局部的腧穴进行治疗，体现了"腧穴所在，主治所在"的规律。本法也常用于全身性疾病，俞穴、募穴治疗全身性疾病即为其典范。

远部选穴是指在病变部位所属和相关的经络上，距离病位较远的部位选取穴位，《黄帝内经》中称之为"远道刺"。远部选穴，在临床具体应用时，又分本经选穴、表里经选穴、同名经选穴等。

本经选穴是指在病变所在的经脉上选取穴位。本法既适用于肢体病，又适用于内脏病。如头痛，临床要根据疼痛的部位，确定属于何经病变，然后再选取穴位。前头痛为"阳明头痛"，本经选穴可取合谷、解溪；少阳经脉布于头之两侧，故偏头痛为"少阳头痛"，本经选穴可取中渚、侠溪；太阳经脉布于头枕部，故后头痛为"太阳头痛"，本经选穴可取后溪、申脉等。至于内脏问题，如肺病选取太渊、鱼际；脾病选取太白、三阴交；胃病选取足三里等穴。

表里经选穴是指某经或其所属的脏腑组织器官发生病变时，选取与其相表里的经脉上的腧穴进行治疗。它是根据表里经相通的规律而制定的选穴方法。比如鼻病选尺泽、合谷；胃病取足三里、公孙；腹胀选公孙、太白、足三里、上巨虚等。

同名经选穴是指某经或其所属的脏腑组织器官发生病变时，选取与其经络名称相同经脉上的经穴进行治疗。它的根据是相同名称的经络相通。比如头颈痛、背痛取昆仑、申脉，又可选后溪、腕骨；胃脘痛取足三里，又可选合谷；胁痛选阳陵泉，又可选支沟；咳嗽、喘甚者选太渊，又可取太白。

辨证选穴是根据疾病的证候特点，分析病因病机而辨证选取穴位。临床上有些病症，如发热、多汗、虚脱、昏迷、乏力等没有明显的病变部位而呈现全身症状的都应该采用辨证选穴。比如风火牙痛可以选风池、外关；胃火牙痛可以选内庭、二间；而肾虚牙痛可以选太溪、行间等。

对症选穴是根据疾病的特殊或主要症状来选取穴位，这是腧穴的特殊治疗作用及临床经验在针灸处方中的具体运用。比如，小儿疳积取四缝，腰痛选腰痛点，阑尾炎取阑尾穴等。

以上 4 种取穴原则，涵盖了针灸临床上的大部分情况，但是对于一些现象，仍然不能很好地解释。比如四总穴歌里的"头项寻列缺"，无论如何都无法用上述几种取穴原则来解释；再比如，有个别医家提出的用合谷穴治疗足跟痛临床效果非常好，很多人把这种取穴当作对症取穴的一种，认为是个别医家的特殊治疗经验。

直至我读了董氏奇穴的书籍之后才知道经脉之间还有"脏腑别通"的关系，当我读了相关的医易结合的书籍之后，才知道经脉之间还有"对冲"的关系。有了经脉之间的"脏腑别通"与"对冲"的关系，临床上很多医家的所谓经验就有了理论上的依据。比如"头项寻列缺"，头项部，尤其是项部，其实主要是膀胱经的循行路线，用列缺治疗头项部的问题，可以理解为用肺经治疗膀胱经的病症，这是一种经脉之间脏腑别通关系的应用。而用合谷穴治疗足跟痛，其实是有限制范围的，合谷穴能解决的足跟痛，主要是足跟内侧的疼痛，也就是用大肠经解决肾经的问题，大肠经与肾经存在着对冲关系。

经脉之间的"脏腑别通"和"对冲"关系，再加上很多人都熟知的同名经取穴原则，就构成了我所提出的"经络平衡针法"的主要体系。

第一节　经络平衡五步法

利用经络平衡针法解决问题，主要分为 5 个步骤：确定病经；平衡经脉；寻找异常点；针刺异常点；活动患处。

一、确定病经

所谓确定病经，就是确定病变部位的经脉所属。比如患者腰痛，我们重点关注的是患者腰痛的部位属于什么经脉，是膀胱经、督脉，还是胆经。

利用经络平衡针法解决问题的第一步，一定要做的事情就是确定病变部位的经脉，比如腰痛，具体什么原因引起的腰痛当然重要，但是我们要利用经络之间的关系来解决问题，最重要的还是要回归到经脉的角度来思考问题。所以临床上很多西医诊断的相关信息，我们可以参考，作为判断预后的一个标准，但是不能拿出来当作我们治疗疾病的依据。

二、平衡经脉

经络平衡针法主要向大家介绍 3 种经脉之间的平衡关系，包括同名、脏腑别通和对冲。

所谓同名经，是指手足经脉的阴阳类别相同的经脉（表 2-1-1）。比如手太阴肺经、足太阴脾经；手阳明大肠经、足阳明胃经等。因为它们阴阳相同，所以具有一定的平衡关系。

利用经脉的同名关系解决经脉的问题，其实有很多书籍里都有介绍。20 世纪 80 年代出版的《同经相应取穴法》和《缪刺针灸》，可以说是较早阐述这种方法的书籍。近几年出版的《黄帝内针》等书籍说的也是利用经脉的同名关系来互相解决问题的思路。这一取穴思想目前已经被引用到大学的针灸学教材里，其临床效果是非常确定的。

表 2-1-1　经脉的同名关系

1	2	3	4	5	6
手太阴肺经	手厥阴心包经	手少阴心经	手阳明大肠经	手少阳三焦经	手太阳小肠经
足太阴脾经	足厥阴肝经	足少阴肾经	足阳明胃经	足少阳胆经	足太阳膀胱经

明代李梴的《医学入门》曰："五脏穿凿论曰：心与胆相通，肝与大肠相通，脾与小肠相通，肺与膀胱相通，肾与三焦相通，肾与命门相通，此合一之妙也。"这是关于脏腑别通理念的最全面的论述。为什么这几个经脉是"合一之妙"？这个说法的理论基础，与《素问·阴阳离合论》里提到的"开、合、枢"理念关系密切。"是故三阳之离合也，太阳为开，阳明为合，少阳为枢"。"是故三阴之离合也，太阴为开，厥阴为合，少阴为枢"。

同为开的太阴经和太阳经，配合手足经脉之后，就是肺经与膀胱经，就是脾经与小肠经；同为合的阳明经和厥阴经，配合手足经脉之后，就是大肠经与肝经，就是胃经与心包经；同为枢的少阴经和少阳经，配合手足经脉之后，就是心经与胆经，就是肾经与三焦经。这些经脉同为"开、合、枢"，所以它们之间具有一定的平衡关系（表 2-1-2）。

表 2-1-2　经脉的脏腑别通关系

1	2	3	4	5	6
手太阴肺经	手厥阴心包经	手少阴心经	手阳明大肠经	手少阳三焦经	手太阳小肠经
足太阳膀胱经	足阳明胃经	足少阳胆经	足厥阴肝经	足少阴肾经	足太阴脾经

利用经脉的对冲关系解决问题，也叫对卦针法，在一些医易结合的书籍里多有介绍[1]。所谓对冲关系，就是将十二经脉与十二地支配合，十二地支中有子午相冲、丑未相冲、寅申相冲、卯酉相冲、辰戌相冲、巳亥相冲的说法，那么与地支相对应的经脉也就有了这种相冲的关系了。这种对冲关系，我们也可以从阴阳的角度来解释。比如，子午流注纳子法中提到的十二时辰与十二经脉的对应，就是子时对应胆经，午时对应心经。一天当中阴气最盛的时辰是子时，阳气最盛的时辰是午时，那么与之相对应的胆和心，也就是一个阴最强，一个阳最强，所以心与胆的这种平衡，可以理解为是一种能量相反的平衡，也就是对冲的平衡（表2-1-3）。

表 2-1-3　经脉的对冲关系

1	2	3	4	5	6
手太阴肺经	手厥阴心包经	手少阴心经	手阳明大肠经	手少阳三焦经	手太阳小肠经
足太阳膀胱经	足阳明胃经	足少阳胆经	足少阴肾经	足太阴脾经	足厥阴肝经

三、寻找异常点

当确定了病变经脉，明确了与之有平衡关系的经脉之后，那么余下的问题就是，按照什么样的规则在与病变经脉有平衡关系的经脉上寻找针刺的穴位，或者说针刺的点。

这个针刺的点，就是异常点。所谓异常就是跟正常不一样的地方。对于初学者来说，可以把疼痛点当作最主要的异常点，但是异常点不只是疼痛点。关于这个话题，王居易老师的《经络医学》里论述得非常清晰，大家可以参考。总之，经络循行路线上的结节、包块、突起、凹陷、低温点、高温点、紧张带等都可以被视为异常点，按照一定的规则在平衡经脉上找到这样的点就可以了。

利用这种经脉之间的平衡关系可以解决很多问题，只要我们能够找到病变部位的经脉归属就可以。首先我们来看一下，如何用这种方法解决四肢的问题。通常我们遇到上肢的病症可以在下肢寻找异常点针刺，反过来遇到下肢的病症也可以在上肢寻找异常点针刺，当然这个异常点的寻找首先应该遵循上节讲到的经脉的对应关系。

通常这个规则是肩与髋对应、肘与膝对应、腕与踝对应，在临床应用时，也可以反过来对应，就是肩与踝对应、肘与膝对应、腕与髋对应。第二种对应方式，在临床上也是非常常用的，有人解释为镜像原则，也可以理解为我们脉诊时尺脉既可以摸肾水，也可以摸相火（图2-1-1）。

1　邹学熹.医易汇通[M].成都：四川科学技术出版社，1992.

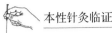

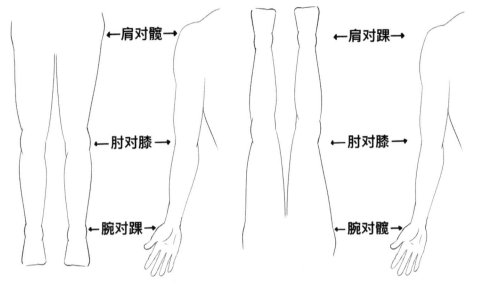

图2-1-1　四肢的对应

　　其次，我们还可以用这种方法解决躯干部分的问题。我们把躯干分为前、后两部分，首先看胸腹部（图2-1-2）。胸腹部的经脉循行主要是足六经，所以我们要看胸腹部是如何与上肢对应的。从这个图中我们能够看出，肚脐的位置基本上对应肘部，把胸腹部分为脐上和脐下，那么脐中对应肘部，脐上对应大臂，脐下对应小臂，如果再加上镜像原则，那么脐上也可以对应小臂，脐下也可以对应大臂。

　　胸腹部的躯干部分，以脐为中心与上肢有一个对应关系，腰背部的躯干部分如果单独与上肢对应的话，在临床上的效果就很微弱，但是如果把腰背部当作整体的一部分来看，与上肢有如图2-1-3所示的一个对应关系，那么临床效果就完全不一样了。按这种对应方式的话，通常腰部、臀部、髋关节附近的问题可以在肘部寻找异常点进行针刺，那么背部的问题通常就在大臂的位置寻找

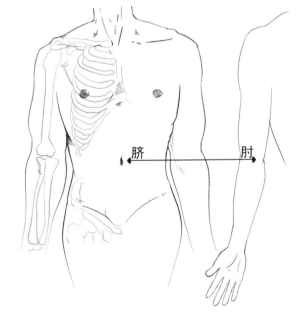

图2-1-2　胸腹与上肢的对应

异常点进行针刺。

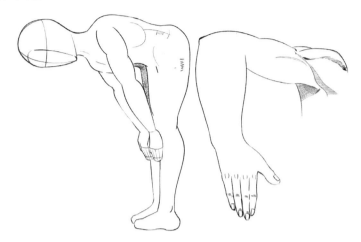

图2-1-3　腰背与上肢的对应

　　最后，经络平衡针法也可以解决头面部的问题。我们把头面部分为面部和头部。面部，以眼窝为中心，以眼窝对应肘窝或者膝窝。如果是前额部的胆经问题，那么前额部就可以对应小臂或者大臂；如果是脸部的胃经问题，那么脸部也可以对应小臂或者大臂（图2-1-4）。

　　在平衡经脉上按一定的规则寻找异常点，以上只是理论规则，在临床应用中还可以有很多其他的用法，后文会在具体案例中跟大家分享。

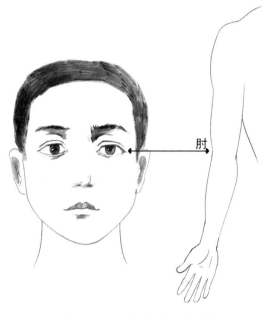

肘

图2-1-4　头面与上肢的对应

四、针刺异常点

　　上面讲的寻找异常点，是指通过触觉感受到的皮肤表面的异常状态，但是我们针刺的时候，大多情况下不是针刺在皮肤表面的。针灸界有一个说法，针灸要有"三到"，即想到、摸到和扎到。在经络平衡针法体系里，对于"三到"的理解尤其重要。所谓想到，就是有没有想到病变经脉是什么、有没有想到平衡经脉是什么；所谓摸到，就是有没有摸到平衡经脉上的异常点；所谓扎到，就是有没有扎到异常点上。

那么如何确定扎在了异常点上呢？这就需要谈一下关于针刺深度的问题。在任何一本关于腧穴学的书里，对于每个穴位都会有一个针刺深度的规定，有很多初学者按照这个规定的深度去扎针了，很多时候却并不能取得良好的疗效，那么对于这些穴位来说，最佳的针刺深度到底应该是多少呢？

如图2-1-5所示，第3条线的位置是最佳的针刺深度，针尖位于圆圈里，代表针刺时针尖处于指下感觉沉紧的区域，扎得过浅或者过深，都不是最佳的深度。所以对于针灸从业者来说，要提高自己的指下敏感度，要能感受到指下空松与沉紧的区别。

所谓异常点扎针，就是让针尖一定要停留在指感最紧张的深度，也就是我们常说的得气的状态，或者说得气感觉最强的状态。

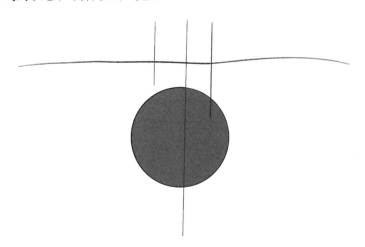

图2-1-5　针刺的最佳深度

五、活动患处

将活动患处当作针灸流程的一个步骤，董氏奇穴把这种做法叫作动气疗法。就是在扎上针之后，在已经得气的状态下，让患者去活动患处。这种做法的前提是一定不能在患处扎针。

这个步骤可能很多人并不重视，在实际的临床操作过程中，这个步骤做与不做，临床疗效可能会有非常大的区别。

以上就是应用经络平衡针法解决问题的5个步骤，按步骤操作，就会取得效果。

第二节　经络平衡针法的临床应用案例举隅

经络平衡针法能够解决诸多临床问题，现将笔者近几年来利用此方法解决的问题按部位进行汇总。每个案例都能体现经络平衡五步法的治疗原则。

一、头面部

○偏头痛 1

2019 年 11 月 25 日

患者女，39 岁。

右侧偏头痛。

病变位置属于胆经，首取心经少海穴，疼痛缓解，但是疼痛未完全消失，疼痛位置向头前部转移，即转移到头侧部胃经循行处。

续针心包经曲泽穴。

图 2-2-1

按语：心经平衡胆经；心包经平衡胃经。

○偏头痛 2

2020 年 9 月 13 日

患者女，50 岁左右。

双侧太阳穴经常疼痛不适，严重时头晕、头沉。当时双侧太阳穴疼痛不适，考虑是胆经的问题，针刺双侧心经穴位，疼痛立刻消失。

图 2-2-2，图 2-2-3

○左侧头痛及颈肩痛

2021 年 8 月 1 日

患者女，46 岁。

左侧偏头痛以及左侧颈肩痛检查。头痛部位在胃经循行处，颈肩痛部位以三焦经为主。

取心包经穴位针刺，头痛立止。取支沟穴附近异常点平刺，颈肩痛立刻缓解。

图 2-2-4，图 2-2-5

○前额痛

2024 年 8 月 10 日

患者女，50 岁。

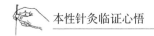

前额痛 1 周。

患者 1 周前出现左侧偏头痛，近几天自服药物有所缓解。来诊时，主要是前额部疼痛，检查部位恰好位于足少阳胆经阳白穴附近。

取对侧心经穴位，少海穴附近压痛点。针入痛止。

图 2-2-6，图 2-2-7

按语：瞬间止痛的效果让患者非常吃惊。当日是在我们学校举办的中医药文化夜市上，这样的患者有很多。

○牙痛

2020 年 9 月 28 日

课间，有一名女同学牙痛。询问之后，确定是上牙后面的第 2 磨牙痛。上牙属于胃经循行所过。

平衡经脉为心包经。

在曲泽穴附近针刺。

针后，感觉疼痛减轻，但是还有，重新调整针感，疼痛完全消失。

图 2-2-8，图 2-2-9

按语：该同学已经看过牙医，此次疼痛是在治疗之后发生的，针后疼痛未再发作。一般牙痛，还是建议针刺后去看牙医。

○耳后疼痛

2021 年 7 月 2 日

患者女，68 岁。

右侧牙齿疼痛反复发作多年，此次牙痛发作 1 周余，4 天前出现耳后（翳风穴）剧烈疼痛，呈阵发性疼痛（疼痛频率为每半分钟疼痛发作一次），口腔科诊查考虑为牙痛并发三叉神经痛，考虑为三焦经问题，选取胆经外踝以下异常点，未寻及异常点，选取脾经内踝前下异常点，如图 2-2-10 所示，针刺后嘱患者揉按疼痛部位，10 分钟内无疼痛，之后 3 分钟有 1 次疼痛，提插寻找针尖停留最佳位置，又寻一异常点针刺，如图 2-2-11 所示，留针 30 分钟，患者无疼痛，患者笑容满面离开。

图 2-2-10，图 2-2-11

○颞下颌关节炎

2021 年 4 月 19 日，上午 8 点 40 分

患者男，20 岁。

下颌关节疼痛、弹响。

患者初中二年级开始因为一次外伤，出现不间断的双侧下颌关节疼痛并伴有弹响，时轻时重。近两周以来，可能因为情绪焦虑等因素导致下颌关节疼痛和弹响都加重，甚至影响进食。

疼痛和弹响的部位主要位于下关穴处，此处属于足阳明胃经循行所过之处。

根据脏腑别通的原则，在双侧手厥阴心包经上寻找异常点针刺，异常点基本上位于曲泽穴之下半寸左右的位置。针刺之后，将针停留在恰当的层次。

当针下出现沉紧感时，即让患者张口，活动颞颌关节，当时即感觉疼痛减轻。留针30分钟，行针3次，始终让针停留在恰当的层次，嘱患者张口活动。取针时，患者已经没有疼痛感，但是弹响还没有完全消失。

当日22点回访，患者回复弹响还有，但是不如以前响得厉害。自觉疼痛恢复80%，效果满意。

图 2-2-12，图 2-2-13

二、上肢部

○肩痛

2020 年 3 月 20 日

患者女，76 岁。

胳膊抬举困难两周，主要疼痛部位在手少阳三焦经的肩髎穴至臑会穴这一纵行线路上。病变部位属于三焦经。

取穴：脾经阴陵泉，针在恰当的层次，活动范围增大，痛感降低。又针胆经阳陵泉，活动范围又增大，痛感再降低。

第2次，隔两日后，活动基本上不受限制，痛点主要在手阳明大肠经的肩髃穴至臂臑穴之间，为其针肾经阴谷穴与胃经足三里穴，针后，疼痛基本上完全消失。

图 2-2-14 ，图 2-2-15

○肩肘痛

2021 年 3 月 12 日

患者女，72 岁。

患者5个月前肩部摔伤，在肱骨处植入一块钢板。时常感觉右肩肘不适。

来诊时右侧肩背部疼痛，查肩部疼痛部位主要在肩前，属于肺经范畴，背部是肩胛骨内侧缘处，属于膀胱经，遂针重子穴一处。留针30分钟让患者活动患处，针后不适感完全消失。

针后患者感觉肘部出现不适，不适位置主要在少海穴和曲池穴处。

先针阳陵泉，少海穴不适完全消失。又针足三里，开始时用的是 40mm 的针，患者感觉有好转，但是疼痛没有完全消失。遂换 75mm 的针重新扎一下足三里穴，针后曲池穴处的疼痛完全消失。留针 30 分钟，患者满意而去。

图 2-2-16

○右臂活动不利

2024 年 5 月 5 日

患者女，41 岁。

患者右侧手臂疼痛 1 周左右。

患者 1 周前没有明显诱因出现右侧手臂疼痛，活动时加剧。

二诊：手臂疼痛主要位于手阳明大肠经手三里穴至曲池穴周围，在做屈臂动作时疼痛明显加剧。

治疗用足少阴肾经平衡大肠经。在肾经小腿部找到明显的异常区域，在最异常的点针刺，由于患者较胖，故用了 75mm 的针，将针停留在恰当的层次之后，让患者活动右侧手臂，疼痛明显好转。留针 30 分钟，期间让患者不间断地活动右手。起针时，患者已经完全没有疼痛感。

图 2-2-17

○前臂痛

2021 年 12 月 16 日

患者女，46 岁。

胳膊疼痛 1 周。

该患者因为腰痛和颈肩痛等原因来诊所治疗，经过 1 个月每周 1 次的治疗之后情况已经好转。今日整体治疗完成之后，患者说胳膊于上周扭伤，本周一直在疼痛。

患者主要疼痛点位于左上臂前缘外侧，如图 2-2-18 中手指按压处，此处属于手太阴肺经范畴。

根据经络平衡的原则，在对侧足太阳膀胱经承山穴附近找到异常压痛点，使用长针进针，并且将针尖停留在恰当的层次上之后，让患者尝试伸缩活动上臂，疼痛马上消失。

效果：留针 30 分钟，期间嘱患者不间断地活动。针后患者疼痛消失，活动自如。

图 2-2-18，图 2-2-19

○**网球肘 1**

2019 年 9 月 9 日

患者女，52 岁。

左侧肘部疼痛，不能做扭转动作，外敷骨伤科药物两个月，效果不明显。

病变部位主要在大肠经曲池穴处。

在肾经阴谷穴之下找到反应点，针后活动自如，10 分钟后曲池穴处又感到不适，遂针右侧足三里穴，不适消失。

图 2-2-20

○**网球肘 2**

2019 年 9 月 9 日

患者女，36 岁。

右侧肘关节疼痛，活动不利 1 个月。

病变部位在心经少海穴附近。

取阳陵泉，疼痛减半，续针膝关节胆经压痛点，活动局部，疼痛完全消失。

第 2 天，又有疼痛，但比前日轻微很多。

图 2-2-21，图 2-2-22

按语：此案例第 2 天应该继续扎针治疗，但是由于时间关系未进行。

○**肘痛**

2024 年 7 月 1 日

患者男，49 岁。

左侧肘部疼痛 1 个月。

患者 1 个月以前没有明显诱因出现左侧肘部内侧疼痛，屈肘时疼痛加剧。经过多次推拿治疗未见疗效。1 周前在他处进行两次针灸治疗，主要是循经取穴和局部取穴，没有效果。

根据疼痛部位属于手少阴心经。

取对侧胆经阳陵泉穴。针入之后，患者屈肘即没有疼痛感。留针 30 分钟，患者满意而去。

图 2-2-23，图 2-2-24

三、手部

○**拇指腱鞘炎**

2019 年 5 月 8 日

腱鞘炎，拇指屈伸不利，掌指关节疼痛，大鱼际处疼痛。

拇指主要经络是肺经，遂在脾经与膀胱经上找异常点，针后患者感觉轻松自如。

图 2-2-25，图 2-2-26

○**手腕挫伤**

2019 年 12 月 15 日

患者女，42 岁。

患者劳动后右手腕肺经处疼痛不适。

针刺足太阴脾经商丘穴后肺经处不疼，疼痛转移至三焦经处，遂加针足少阳胆经丘墟穴，疼痛消失。

图 2-2-27

○**手掌大鱼际屈伸困难**

2020 年 2 月 20 日

患者男，22 岁。

患者 2 周前因打篮球摔伤导致右手大鱼际处屈伸不利、活动困难。病变部位属于手太阴肺经。

在膀胱经昆仑穴处找到压痛反应点，进针后，活动患处，明显缓解。一次痊愈。

图 2-2-28，图 2-2-29

○**手掌痛、手指麻木**

2021 年 7 月 23 日

患者男，60 岁。

主要症状是左手四、五掌骨之间和整个小指麻木，2 年左右。

四、五掌骨之间属于心经循行范畴，小指麻木属于心经和小肠经循经范畴。

根据经络平衡的原则，在胆经侠溪穴经地五会穴透临泣穴，以解决四、五掌骨之间的问题，针刺胆经和膀胱经的井穴以解决手小指麻木的问题。

针后当时，四、五掌骨之间的麻木基本消失。第 2 天继续原方治疗，四、五掌骨之间的麻木完全消失，手小指麻木消失大半。

图 2-2-30，图 2-2-31

○**虎口疼痛**

2020 年 10 月 20 日

患者男，24 岁。

患者是我校留学生。1 周前该同学在上针灸实训课时，被同学针刺了合谷穴，

1周来虎口处一直持续麻木，略感活动不适。

其病变部位属于大肠经。平衡经脉有肝经、肾经和胃经。

治疗：在肝经太冲穴找到一个明显压痛点，斜刺。

效果：针刺得气后合谷穴的麻木感立即消失。一周后上课时学生反应合谷穴没有再麻木。

图 2-2-32，图 2-2-33

○无名指、小指麻木

2021 年 5 月 13 日

患者男，40 岁。

无名指、小指麻木 2 周。

患者 2 周前出现无名指、小指麻木不适、活动受限制。麻木以无名指和小指掌面为主。

考虑病变部位经脉以心经和三焦经为主，当然也有小肠经的问题。先以心经和三焦经为主治疗。遂取胆经，以平衡心经和三焦经，取临泣穴和窍阴穴治疗。

针临泣穴后麻木感马上减轻，但是两手指指尖的麻木感仍有，遂针窍阴穴，针后指尖麻木感基本消失。第 2 天，患者反映麻木感基本没有了。

图 2-2-34，图 2-2-35

○右手拇指活动不利

2024 年 6 月 6 日

患者女，62 岁。

右手拇指活动不利两天。

患者于 2024 年 4 月末因宫颈癌术后乏力前来就诊。患者有胸闷气短、全身"冒凉风"、周身怕冷等情况，脉结代、弦数，经过 11 次针灸治疗后，全身怕冷的情况已经消失，也不再有"冒凉风"现象。今天就诊时患者说左手拇指处活动不利，自己不敢活动，贴上膏药后基本没有缓解。根据位置判断属于手太阴肺经区域。

在对侧足太阴脾经处针灸。针刺后，活动不利现象马上得到缓解。

图 2-2-36，图 2-2-37

四、胸胁部

○胁肋疼痛

2020 年 3 月 24 日

患者男，50 岁余。

患者两个月前开始出现两胁肋胀闷不舒，疼痛难忍，右侧大于左侧。经常在夜间痛醒。医院检查诊断为神经性疼痛，未开药。

病变经脉是胆经。第 1 次针刺左侧少海穴、右侧支沟穴。针后，右侧疼痛缓解明显。第 2 次针双侧少海穴，疼痛缓解 80% 以上。

治疗后，心情愉快时毫无疼痛，只有焦虑时偶尔会有痛感。

图 2-2-38，图 2-2-39

○胸痛、胸闷

2020 年 10 月 3 日

患者女，36 岁。

患者左侧胸前区及相对应后背处疼痛。

患者近半年来心情不佳，经常出现胸前区闷痛不舒，牵扯到左肩及左侧后背。

病变部位为前胸胃经和后背膀胱经。平衡经脉为心包经平衡胃经。

在心包经找到异常反应点，针刺之后，嘱深呼吸，几次深呼吸之后胸闷好转，再行调针，再呼吸，后背疼痛也好转。因一针已经出现明显好转，遂未再针其他经脉。

留针 30 分钟，期间不间断做深呼吸。拔针时已经完全没有胸闷、胸痛之感。

连续针灸两天，情况大为好转。

10 月 8 日随访，述如果睡眠不佳还会胸闷，但是已经不如之前那么强烈。嘱其自行服用柴胡疏肝丸，择日再行针灸治疗。

图 2-2-40

○胸痛 1

2021 年 7 月 8 日

患者女，30 岁。

右侧胸痛两周，尤其是低头时，右侧胸部疼痛更严重。检查疼痛部位主要在胃经，遂在手厥阴心包经上针刺两针，针后，让其活动做低头动作，感觉疼痛明显减轻。但是主要疼痛部位从胃经变到了足少阴肾经，胃经的疼痛也没有完全消失。于是又在手阳明大肠经上扎一针，针停留在恰当的层次，针后再活动做低头动作，疼痛又减轻。活动 10 分钟后，胸部疼痛完全消失。1 周后回访，一次治疗痊愈。

图 2-2-41，图 2-2-42

○胸痛 2

2024 年 4 月 29 日

患者女，45 岁。

患者 1 周前出现左侧胸口闷痛，夜间加重，严重时呼吸不顺畅。

二诊：疼痛部位主要位于左侧胸部胃经循行路线上，乳头正上方。

用心包经平衡胃经。针刺 1 分钟后患者胸口疼痛消失。2024 年 5 月 5 日回访，患者说近 1 周以来没有出现胸口疼痛的情况。

图 2-2-43

○**腰痛、胸痛**

2024 年 3 月 8 日

患者男，59 岁。

患者 1 周前因搬运重物引起腰部疼痛，尤其是坐起之时疼痛严重。近 1 周不能做蹲起的动作。昨天开始出现左侧胸部疼痛现象，不能做胳膊外展的动作。

检查发现患者左侧腰痛为膀胱经循行路线，腰 1 至骶 1 之间。胸部疼痛位置位于乳头与前正中线之间，属于肾经循行路线处。

用肺经平衡膀胱经，大肠经平衡肾经。肺经异常点针刺后，患者马上起坐自如。略微活动之后尝试蹲起，也毫无滞涩之感。大肠经异常点针刺之后，嘱患者做深呼吸动作，即呼吸自如。左臂外展时胸部略有疼痛，调整大肠经异常点之后，左臂外展时胸部疼痛完全消失。一次痊愈。

图 2-2-44

五、腰骶部

○**腰骶痛、背痛**

2020 年 11 月 1 日

患者男，35 岁，理发师。

该患者于 2020 年 8 月由于手腕部腱鞘炎而来诊，当时疼痛部位在手腕部阳溪穴处，属于大肠经范围，在肾经太溪穴附近针治 3 次后基本痊愈，可以进行理发等正常工作。

今日由于腰骶部疼痛 3 天，伴随右侧肩胛骨内侧疼痛不适来诊。

检查患者发现其坐起困难，坐、起瞬间都很无力。右侧肩胛骨内侧酸胀疼痛。

腰骶部疼痛部位，基本上在腰阳关穴处，此处属于督脉，遂在任脉璇玑穴附近针之，针后马上坐起自如，完全无痛。

肩胛骨内侧疼痛，属于足太阳膀胱经，根据经络平衡的原则，在肺经尺泽穴附近找到两处明显的反应点，针后让患者活动右肩，疼痛随即消失。

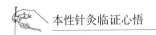

留针 30 分钟,让患者活动 30 分钟。针后患者满意而去。

图 2-2-45,图 2-2-46

按语:根据病变部位所属经脉,在对应的经脉上找到明显的反应点,通常效果马上显现。

○**腰骶痛**

2019 年 11 月 20 日

患者男,22 岁。

患者腰痛,医院检查示腰间盘突出,医嘱回家静卧两周。

检查后发现疼痛部位在骶部正中线上,腰阳关穴附近。

在璇玑穴附近针刺,嘱患者活动。疼痛逐渐减轻,10 分钟后,完全无痛。

图 2-2-47

○**腰痛 1**

2019 年 9 月 2 日

患者男,60 岁左右。

因前日搬家扭伤腰部,坐位时起立困难,不能弯腰。

病变部位在腰部膀胱经,以左侧为重。在肺经尺泽穴上下找到反应点针刺。

针后马上可以坐起来,弯腰自如。

图 2-2-48,图 2-2-49

○**腰痛 2**

2021 年 1 月 27 日

患者男,48 岁。

患者 3 天前因弯腰搬重物不慎,致使腰部疼痛。目前弯腰不能,下蹲不能,走路没有问题。该患者前几天是抗疫志愿者,每天在寒风中为风险地区的群众运送东西,可能穿脱防护服不是很方便,在室外时很冷,工作时又大量出汗,这也是导致他身体不适的一个重要原因。

检查发现疼痛部位主要在腰骶正中央,属于督脉。针任脉天突穴附近。针后嘱患者活动,即可弯腰,自述腰部变轻松。

图 2-2-50

活动一会儿之后,又感觉腰两侧疼痛不适,此处属于膀胱经范畴,又在双侧肺经尺泽穴附近扎针,活动痛解。

过 10 分钟左右,又出现侧腰部凉痛,此处属于胆经范畴,又为其针心经少海穴,活动痛解。

留针 30 分钟，针后活动 30 分钟，腰痛完全缓解。

图 2-2-51

考虑该患者腰痛的问题与寒邪入体关系密切，遂让其自行购买艾条回家艾灸。

○**腰痛 3**

2021 年 3 月 5 日

患者女，32 岁。

患者腰痛 1 周，坐起困难，经推拿及贴膏药效果不佳，遂来诊。疼痛主要部位在左侧腰部，属于膀胱经范围。

针肺经以解膀胱经，活动后立即起效，疼痛减轻，但是感觉正中线疼痛，弯腰、坐起仍困难。

疼痛属督脉，遂针任脉璇玑穴，针后活动 40 分钟左右，疼痛完全消失。

针后 3 天随访，一次痊愈，未再发作。

图 2-2-52，图 2-2-53

○**腰痛 4**

2021 年 5 月 12 日

患者男，21 岁。

患者几天前因打篮球引起腰部疼痛，弯腰后疼痛加重，走路不适。疼痛部位在正中线督脉和两侧膀胱经。

取双侧肺经异常点和任脉璇玑穴附近针刺，针后即让患者活动患处。

针后立刻活动腰部，疼痛即减轻，活动 30 分钟，疼痛完全消失。

图 2-2-54~ 图 2-2-56

按语：此案例是在给本科生上针灸实训课期间遇到的一名学生的问题。针灸后效如鼓桴，同学们都感到非常神奇。后来又有一名女同学说自己的肘部疼痛，依经络对应的思路，在膝关节相应经脉上治疗，也是疗效立现。

○**腰痛 5**

2021 年 6 月 28 日

患者男，24 岁。

患者腰痛 1 周。该同学是学校体育运动队队员，5 月份时腰部曾扭伤，自己调整之后基本缓解，1 周前运动时又出现腰部扭伤，自己针灸效果不明显，疼痛至今。

疼痛部位主要集中在右侧腰部竖脊肌处，大约位置在第 12 胸椎至第 3 腰椎节段处，右侧的骶髂关节处也有疼痛。疼痛部位属于足太阳膀胱经。

首先针刺肺经尺泽穴附近，针后让同学活动腰部，腰部竖脊肌位置的疼痛即消失，骶髂关节处的疼痛也减轻，但是没有完全消失。遂又加针同侧的养老穴。取穴的体位方法参考了徐明光老师的针刺方法，让同学屈肘举臂针刺，经过多次的临床实践，这个体位扎针确实对于膀胱经的各种问题疗效显著。针上养老穴之后，疼痛明显减轻。

留针 30 分钟，针后活动 30 分钟，疼痛完全消失，愉快离开。

图 2-2-57，图 2-2-58

○**腰痛 6**

2021 年 11 月 23 日

患者女，40 岁左右，本校教师。

患者腰痛 4 天。4 天前，患者因活动不慎造成腰部扭伤，腰部疼痛异常。自行针刺同侧后溪穴、同侧手部腰痛点之后，疼痛缓解。昨天进行艾灸治疗，疼痛略减轻，其所使用的艾灸是无烟艾灸，可能效果略差。今日来诊时，患者左侧腰部疼痛、沉重，大腿后侧及外侧，小腿外侧及四、五趾麻木。

根据病变部位，判断病变经脉是胆经和膀胱经。能取的平衡经脉是肺经与心经。遂在肘部上、下取肺经和心经异常点针两针，针下沉紧异常。针后让患者活动，抬腿，走路，患者感觉腰部疼痛消失，沉重感减轻，大腿、小腿及脚趾麻木感消失。唯有臀部后侧有一个位置感觉还疼痛，遂又在肺经尺泽穴位置加刺一针，患者再活动，疼痛与麻木的感觉基本上完全消失。

图 2-2-59

按语：利用经络间的特殊关系，在对应的经脉上针灸，再结合动气疗法的思路，往往能收到立竿见影的效果。

○**腰痛 7**

2024 年 3 月 13 日

患者女，61 岁。

患者腰痛 1 周。患者 1 周前因抬重物引起右侧腰痛，疼痛持续 1 周。目前患者不能弯腰，主要痛处位于右侧膀胱经范围。

取对侧尺泽穴一针。针后当时，让患者活动腰部，腰痛明显缓解，弯腰自如。患者满意而去。

2024 年 3 月 20 日，二诊

一周来患者腰痛明显缓解，有轻微疼痛。二诊继续于尺泽穴用针。二诊治愈。

图 2-2-60

六、膝部

○膝盖痛

2019 年 8 月 22 日

患者左侧膝盖髌骨下疼痛，医院检查结果显示有 3 根骨刺。

疼痛部位属于脾经和胃经。用肺经尺泽平衡脾经，心包经曲泽平衡胃经。

针后，患者疼痛减轻直至消失。5 分钟后患处发热，30 分钟起针后仍发热。一次痛解。

图 2-2-61

○膝关节疼痛 1

2021 年 2 月 20 日

患者男，51 岁。

患者平素好饮酒。前日醉酒，晨起出现右膝关节屈伸不利、上下楼困难。疼痛主要在膝关节内侧前缘，属于脾经范畴。

针刺肺经尺泽穴，马上伸屈自如，走路流畅，但是仍有疼痛。又针小肠经反应点，针后疼痛马上完全消失，活动自如。

图 2-2-62，图 2-2-63

○膝关节疼痛 2

2021 年 11 月 25 日

患者男，50 岁。

患者半个月前开始出现右侧膝关节疼痛，上下楼梯时疼痛严重，右脚掌不敢用力着地。今日踢毽球时疼痛发作。

疼痛主要位于髌韧带内下方，胫骨粗隆上方，从经脉角度看属于脾经范畴，从皮脉肉筋骨的角度看，疼痛属于筋骨范围。

根据平衡经脉的原则，取对侧同名经的手太阴肺经进行治疗，选取肘关节的尺泽穴针刺，深度以达到筋骨层面为度。

针后马上让患者活动膝关节，尝试重心放在右足进行各个角度和方向的活动，患者马上感到疼痛缓解，又可以继续踢毽球了。活动结束后，患者下楼，也感觉膝关节轻松舒适，没有任何疼痛感。

图 2-2-64

七、下肢部

○运动后疲劳

2019年3月9日

患者两天前去健身，双下肢运动过度，导致上下楼、下蹲不便，以右腿为重。病变经络涉及胃经、胆经、脾经等，取手三阴经治疗。针后活动，上楼马上变灵活，可自行下蹲。20分钟后，下楼亦可。

图2-2-65，图2-2-66

○大腿外侧痛

2019年7月2日

患者女，70余岁。

左侧股骨外侧扭伤、疼痛，走平地拖沓，需要人搀扶。病变经脉是胆经，取心平衡胆之意。针一次后能走平地，针两次后可以上下楼梯。共针治两次痊愈。

图2-2-67

○小腿外侧疼痛

2019年8月20日

患者小腿外侧疼痛，胆经与膀胱经之间疼痛，数年小腿抬起不能，走路拖沓。依此法针刺，3次痊愈。

图2-2-68

○双腿麻木

2019年10月8日

患者女，67岁。

两年来，患者双侧小腿外侧麻木沉重（左＞右），双足凉，足外踝处痛，足2~4趾疼痛，每夜必须用枕头垫高双脚才能入睡。伴有夜间多次起夜。既往有宫颈癌病史。

病变经络判断：小腿部为足少阳胆经；足部主要为胆经和胃经。

平衡经络：三焦经平衡胆经，以及手脚局部对应。

首诊，左侧前臂三焦经循行处4针。右侧前臂三焦经循行处6针。

针后小腿麻木减轻、双足发热，是患者之前从未出现的感觉。

2019年10月9日，二诊，针刺位置如图2-2-69所示。

针后小腿麻木减轻、双足发热，但是足趾还痛，又为其针2~4指掌关节缝隙，针后足趾痛减轻。当夜入睡较好，但是夜半2点又痛。

2019 年 10 月 11 日，三诊，针刺位置如图 2-2-70 所示。

针后效果描述：腿部麻木感白天消失，夜间稍有；足背部麻木感减轻；足趾仅小趾余有疼痛麻木感。

○右腿麻木

2019 年 10 月 14 日

患者男，36 岁。

患者右腿胫骨前肌肉麻木半年，走路足不任地。

病变经络判断为足厥阴肝经。平衡经络判断为手厥阴心包经。

针刺时活动患侧肢体，针刺当时麻木感即消失。起针后没有麻木感。随访半年均没有症状。

图 2-2-71

○腓肠肌痉挛

2020 年 10 月 20 日

患者女，50 岁。

该患者 9 月中旬因为左侧小腿僵硬疼痛前来就诊。当时判断疼痛部位属于膀胱经，遂在肺经异常点针刺 3 针，1 个月来左侧小腿无异常。3 天前因跳绳又出现左侧小腿腓肠肌僵硬疼痛。查疼痛部位在小腿内侧，属于肾经，先在心经找异常点针刺，疼痛减轻，又述痛点转移至小腿后侧，遂又针肺经异常点，针后活动患处，30 分钟后完全无痛。

图 2-2-72，图 2-2-73

八、踝部

○踝关节扭伤 1

2019 年 8 月 2 日

患者女，两年前踝关节扭伤，经多处治疗效果不佳。主要在外踝前缘以及外踝上腓骨前缘，属于胆经病变，针三焦经，一次止痛。

图 2-2-74

○踝关节扭伤 2

2020 年 9 月 13 日

患者男，50 岁。

患者于两个月前扭伤左脚踝，走路时左脚胃经画圈处疼痛，疾走更甚。

为其针合谷穴，调整针感，留针 40 分钟，期间行针两次。

针刺后患者脚踝完全不痛，疾走也完全没有痛感。

图 2-2-75，图 2-2-76

○踝关节扭伤 3

2021 年 4 月 1 日

患者男，本校大一学生。

患者昨天打篮球时右踝部扭伤，疼痛难忍，走路困难。

疼痛部位主要集中在右踝前下方第 5 跖骨附近，足 2、3、4 趾间有瘀血。

病经判断为膀胱经、胆经。

首先根据经络平衡的原则，针三焦经异常点，针后让患者活动踝部，感觉疼痛略缓解，但是不明显。又针刺小肠经异常点，针后患者感觉疼痛明显缓解，走路时疼痛减轻。在留针期间，调整此二针，让患者活动、走路。留针 30 分钟后，患者脚步轻快很多，走路完全没有问题。

其次，考虑其足 2、3、4 趾间的瘀血，在 2、3、4、5 趾的趾端，点刺放血。每趾出血 1~5 滴不等，等其自然不流血即可。

图 2-2-77，图 2-2-78

按语：针灸治疗踝关节扭伤有足跟痛效果颇佳，运用经络能量平衡理念，个人感觉其作用要优于传统的"跟痛点"，以及董氏奇穴的小节穴。如果能够明确经络的对应关系，都能收到立竿见影的效果。

关于指尖放血，此法系山西杨长林老师所著《同名经对应取穴》一书中介绍的方法，近几年运用此法疗效确实不错。

○踝关节扭伤 4

2024 年 9 月 14 日

患者女，本校教师。

患者 1 个月前走路时不慎扭伤踝关节，经治疗效果不佳。

目前患者足部多处有瘀血点，主要疼痛部位在足阳明胃经上。走路时胃经疼痛明显。

在患者手部大肠经合谷穴附近找到一个明显的瘀滞点，针刺在恰当的层次。

针后马上让患者走路，患者马上感觉走路平稳，痛感基本消失。

图 2-2-79，图 2-2-80

○踝关节疼痛

2019 年 10 月 20 日

患者女，36 岁。

病症描述：右踝关节扭伤疼痛半年。痛点主要在内踝尖下方和前下方。

病变经络判断：病变经络属于脾经和肾经。

取合谷穴、神门穴。首先向合谷大鱼际方向刺，调整针感，活动踝关节，内踝前方疼痛消失，内踝下仍痛。将合谷穴处的针提起，浅刺激，活动踝关节，内踝下疼痛减轻大半。又针刺心经神门穴，再活动患处，疼痛消失。

图 2-2-81，图 2-2-82

按语：合谷穴属于大肠经，在此案例中，深刺合谷穴，这是将针刺入手太阴肺经处，用肺经来调整脾经。当脾经的症状消失了，再将针提至浅层，即是大肠经的层次，用来调整肾经。刺神门穴也是调整肾经的思路。

九、足部

○足面麻木

2024 年 3 月 14 日

患者女，45 岁。

当日，诊所一位做艾灸的患者说自己脚面麻木有两周了，仔细询问一下麻木的具体位置，得知病变部位属于足太阴脾经循行路线。于是在对侧的三焦经寻找异常点。针后，患者说感觉有一股暖流通过了麻木的位置，然后麻木消失，治疗结束。

图 2-2-83，图 2-2-84

○右足跟不能着地

2019 年 12 月 28 日

前两天去彰武大觉寺义诊。

患者女，50 岁。

左小腿走路疼痛，足跟不敢着地，腿部和脚部的病变都主要在足太阳膀胱经，但是足跟内侧也有痛点，所以在足跟处也有肾经的问题。

取穴如上，取胳膊处的肺经，以及灵骨穴。灵骨穴位于大肠经，先刺向肺经，活动足跟，灵活之后，再将针提到大肠经，也就是浅层，再活动足部。针后 30 分钟，走路不再有任何问题。

图 2-2-85，图 2-2-86

○足跟痛 1

2022 年 3 月 7 日

患者男，36 岁。

足跟痛2个月。2021年下半年，患者在打羽毛球的过程中，左侧小腿肌肉拉伤。当时医生诊断是腓肠肌和比目鱼肌撕裂伤。遵医嘱，在家卧床一个半月有余。之后走路过程中左侧小腿也略有不适，2个月前开始出现左侧足跟痛，每日晨起严重。

3月7日，首诊，疼痛部位主要在足底内侧，走路左脚不敢踩实，用手指按足底疼痛异常。

病变部位属于足少阴肾经。根据经络平衡的原则，取大肠经相应穴位。在合谷穴附近找到明显压痛异常点，针刺后，细细调针，起针后嘱患者走路，用手指按压足底痛处，左足使劲踩地面。

针后疼痛即刻消失，期间调针两次。留针40分钟后，疼痛完全消失。

2022年3月8日

患者第2天来诊，述针后晨起疼痛没有完全消失，还是感觉不舒适。第2次检查，即疼痛的部位面积有扩散，比之前的疼痛面积扩大。此次，前脚掌也有痛感，足底外侧也有痛感，就是说疼痛部位除了肾经还有膀胱经。所以治疗的穴位，还是合谷穴附近的压痛点，但是进针时，首先将针进入到大鱼际处，即深刺扎到肺经，以解决膀胱经的问题，再浅刺大肠经，以解决肾经的问题。

第2次针后疼痛完全消失，随访，这两天只有晨起时略痛，平时完全好转。

图 2-2-87

○足跟痛2

2021年8月1日

患者女，50岁。

患者左侧足跟痛半年。主要疼痛点在足跟内侧，属于肾经范畴。

针刺灵骨穴，针停留在恰当的层次，针后让其踩脚，感觉足跟内侧基本缓解。

然后又出现足跟外侧疼痛，于是将针深入至肺经范围，调针，活动足部，足跟外侧疼痛基本消失。

图 2-2-88

○痛风1

2020年1月8日

患者痛风，右脚蹬趾肿胀疼痛。

病变经络为足太阴脾经，取穴手太阴肺经反应点针刺，针后疼痛减轻，肿胀减轻。

图 2-2-89，图 2-2-90

○痛风 2

2020 年 3 月 25 日

患者右脚踇趾内侧太白穴处红肿疼痛。

病变经络判断为足太阴脾经。平衡经络判断为手太阴肺经。

针刺选穴左鱼际处硬结。针后疼痛立即缓解，3 分钟后患处红肿减轻。

图 2-2-91，图 2-2-92

○左脚踇趾麻木

2024 年 5 月 30 日

患者女，50 岁。

患者因左脚 4 个脚趾麻木而来就诊，经过 4 次整体治疗后效果明显，今天来诊时患者主诉只有左脚踇趾内侧麻木，检查麻木部位位于足太阴脾经上。

在对侧手太阴肺经上针刺。针刺后患者马上感觉麻木减轻，大约 5 分钟后，麻木感完全消失。

图 2-2-93，图 2-2-94

十、其他

○睾丸痛（内蒙古胡素文医生案例）

2021 年 6 月 11 日

患者男，28 岁。

患者昨日下午来门诊就诊，右侧睾丸疼痛难忍两天，按经络循行原则，肝经通过阴器，病变在肝经，肝经脏腑别通对应大肠经，当时在手阳明大肠经曲池穴附近找到一个痛点，针刺后疼痛已减大半，又针在合谷穴，疼痛消失，患者倍感针灸神奇，一次治愈。

小结

经络平衡针法在临床中应用范围非常广泛，只要能够确定病变部位所属经脉的问题，都可以用这个方法来尝试，解决的问题也不仅仅是痛证。任何原因导致的经脉不通畅，都可以用这个思路来解决。当然，读者也不要被上述案例限制了思维，只要是能够应用五步法的问题都可以尝试。

但是在临床中出现的病症，有很多时候是很复杂的，不能单纯地用某个经脉来判断症结所在，比如发热、气短、咳喘等，或者说某些问题明显就是脏腑的问题，只用经络平衡针法就显得有些势单力薄了。

本性针灸临证心悟

在临床上,简单的问题,可以归结为经络病,基本上用经络平衡针法就能够解决;复杂的问题或者严重的问题,可以将之归结为脏腑病,需要用整体的思维来理解并解决问题。笔者常用的解决脏腑问题的思路是《黄帝内经》中提到的人迎寸口脉的思路。

第三章 人迎寸口脉针法

《黄帝内经》中记载了多种脉诊法，在众多脉诊法中，人迎寸口脉法所占比例最多，《黄帝内经》中共有 16 个篇章记载了人迎寸口脉法的相关内容。该诊法是利用人迎脉与寸口脉的倍数差来判断病变经脉的一种脉诊方法，以《灵枢·禁服》为例："人迎大一倍于寸口，病在足少阳，一倍而躁病在手少阳。人迎二倍，病在足太阳，二倍而躁病在手太阳。人迎三倍，病在足阳明，三倍而躁病在手阳明。"此段文字说明了可以通过人迎脉与寸口脉的差异来判断到底是何经的异常。

在判断出为何种经脉的病变之后，还有详细的治疗方案，如《灵枢·终始》曰："人迎一盛，泻足少阳而补足厥阴，二泻一补，日一取之，必切而验之，疏取之，上气和乃止。"此段文字详细说明了如何解决经脉的虚实问题，关于如何取穴、达到什么程度为止，都有详细的记载。详细内容诸位可以参考《黄帝内经》原文。但是《黄帝内经》中记载得如此详细的方法为什么没有传承下来呢？这值得大家思考。

第一节 人迎寸口脉法理论探讨

一、人迎寸口脉法临床应用较少的原因分析

自《脉经》有了左右人迎寸口脉的说法以来，后世王伟[1]、周文强[2]等应用的人迎寸口脉皆是左右人迎寸口脉。笔者谨遵《黄帝内经》原旨，所应用的是《黄帝内经》中所说的上下人迎寸口脉。

《黄帝内经》中记载详细，且诊疗体系非常完备的人迎寸口脉法目前为止传承并不多，目前能够熟练应用该诊法的医家也不是很多，在中医药大学的各种教材里也没有详细介绍这种脉诊方法。为什么大家都忽略了经典中这么有效的方法

1　王伟.拨开迷雾学中医 重归中医经典思维 [M].北京：中国中医药出版社，2014.
2　谢华燕，周文强.《黄帝内经》人迎寸口脉法指导针刺理论探究及临床验案一则 [J].中医临床研究，2023，15(29)：42-45.

呢？笔者认为有如下几种原因导致了这种方法没有有效地传承下来。

1.记忆烦琐，容易混乱

《黄帝内经》中关于经脉盛虚的判断其实很完善，如《灵枢·终始》曰："人迎一盛，病在足少阳，一盛而躁，病在手少阳；人迎二盛，病在足太阳，二盛而躁，病在手太阳；人迎三盛，病在足阳明，三盛而躁，病在手阳明；人迎四盛，且大且数者，名曰溢阳，溢阳为外格。脉口一盛，病在足厥阴，一盛而躁，在手心主；脉口二盛，病在足少阴，二盛而躁，在手少阴；脉口三盛，病在足太阴，三盛而躁，在手太阴；脉口四盛，且大且数者，名曰溢阴，溢阴为内关，内关不通，死不治。人迎与太阴脉口俱盛四倍以上，命曰关格，关格者，与之短期。"这段文字明确记载了通过人迎与寸口脉的盛衰关系来判断十二经脉病变的方法，但是如果找不到其中的规律，完全靠记忆还是有一定困难的，而且非常容易混乱。

2.倍与盛的关系不容易确定

关于人迎与寸口脉的倍与盛的关系，《黄帝内经》中明确地说明了差异几倍是哪条经脉的问题，但是没有具体地说明如何去判断二者之间的脉力差。笔者在临床实践中总结的判断方法主要是判断二者的脉力的差异，也就是脉搏跳动的力量大小的差异，具体就是二者之间有微弱的差距就是一盛（倍）；二者之间有比较大的差距就是二盛（倍）；二者之间的差距非常大就是三盛（倍）。我们临床上不会遇到四盛（倍）的差异，通常这种两者之间四倍差异的情况，基本上是阴阳即将离绝的情况，也非针灸可以解决的问题。上述方法，虽然可以相对精准地判断出人迎与寸口的差异，但是很多时候判断的结果仍然是很模糊的，有时感觉二者的差异是二倍到三倍之间，有时感觉二者的差异是一倍到二倍之间。

因为《黄帝内经》中提到的倍与盛，并没有明确指出就是脉力差，所以也有人认为倍与盛指的是脉管宽度，有韩国学者就是利用人迎与寸口脉的脉管宽度来判断二者的倍数关系，但是这种方法，其实也存在着倍数模糊的问题，二者的差异在一倍到二倍之间，或二倍到三倍之间的情况也是很多见的。

所以两种判断方法的结果，都经常会让医者无所适从，因为一倍、二倍、三倍的结果，其解决方案完全不一样，这样不能精准判断的情况就让人无法使用这个方法来解决问题。

3.躁与不躁之争

对于人迎寸口脉的应用，何谓躁脉？这也是一个很有争议的地方。笔者的判断经验是，躁脉通常是脉跳得比较快，摸起来有些慌乱的感觉。但是这种对躁脉的判断标准，显得不那么客观，所以在临床应用上，难免会让人怀疑自己所判断的躁与不躁到底是不是正确的。

上述几个问题，是导致《黄帝内经》的人迎寸口脉法没有得到广泛应用的重要因素。如果将笔者近几年发现的《黄帝内经》中所隐藏的人迎寸口脉的"倍""盛"对应着人体经脉的 3 个气血周流的规律应用到临床中的话，那么上述几个问题则迎刃而解。

二、未引起重视的人体 3 个气血循环

大家所熟知的十二经气血循环，指的是从肺经至肝经的气血循环，如果结合着气血循环的规律来看，不难发现从肺经至肝经的这个大的气血循环中其实包含着 3 个小的气血循环。

《灵枢·逆顺肥瘦》篇说："手之三阴，从脏走手，手之三阳，从手走头，足之三阳，从头走足，足之三阴，从足走腹。"这是经脉循行的规律，如果我们把十二经脉分成 3 段来看的话，就会发现，肺-大肠-胃-脾，心-小肠-膀胱-肾，心包-三焦-胆-肝，这 3 组经脉每一组都完成了一个经脉从胸走手，从手走头，从头走足，从足走腹的这样一个循环过程。也就是说，从肺至肝经的十二经循环其实包含了 3 个四条经脉的小循环，这 3 个小循环，目前为止并没有引起我们足够的重视。

仔细去看《灵枢·经脉》篇的原文，可以看到从肺至肝的这个十二经的大循环中，最后的足厥阴肝经的循行是"其支者，复从肝别，贯膈，上注肺"，也就是说这个十二经脉的大循环，最后汇聚的位置在肺上，这就突显了十二经循环中肺的重要性，所谓"肺者，相傅之官，治节出焉"，十二经循环虽然"起于中焦"，但是最后却是在肺部回到起点，虽然说中焦跟胃气关系密切，但是最后形成十二经循环的力量主要还是肺的呼吸运动带来的气的循环推动的。

分别来看十二经循环中的 3 个小循环，十二经循环中每前后两经的首尾连贯性我们是熟知的，为了证明 3 个小循环确实存在，主要还是要看肺与脾、心与肾、心包与肝经是不是有衔接。

首先看肺经-大肠经-胃经-脾经这四经的循环。肺经的循行中有"起于中焦"和"还循胃口"的论述，而脾经的循行有"入腹属脾络胃"和"复从胃"的论述，而中焦通常我们可以理解为主要就是胃，也就是说肺经-大肠经-胃经-脾经这四经的循环的起始点跟胃密切相关。

其次再看心经-小肠经-膀胱经-肾经这四经的循环。心经的循环有"起

于心中，出属心系"，肾经循行有"其支者，从肺出，络心，注胸中"，也就是说从心至肾的这四经循环的起始点跟心关系密切。

最后我们再看心包经 – 三焦经 – 胆经 – 肝经的四经循环。心包经"起于胸中""循胸出胁"，肝经有"布胁肋"，也就是说心包与肝经在胸胁肋部有交汇。

十二经的循环，起于肺经终于肝经，但实际上也是终于肺经，是以肺为起始点的一个循环。这个大循环里包括了3个小循环，分别是肺经 – 大肠经 – 胃经 – 脾经、心经 – 小肠经 – 膀胱经 – 肾经和心包经 – 三焦经 – 胆经 – 肝经的四经循环。如果我们根据循环的起始点来说明某个循环的话，那么十二经的循环，我们可以称之为"肺循环"，而肺经 – 大肠经 – 胃经 – 脾经四经，我们可以称之为"胃循环"，心经 – 小肠经 – 膀胱经 – 肾经四经，我们可以称之为"心循环"，而心包经 – 三焦经 – 胆经 – 肝经四经，我们可以称之为"胸胁循环。"

三、人迎寸口脉与经脉系统3个循环的关系

《灵枢·终始》和《灵枢·禁服》详细地论述了人迎与寸口的倍盛关系，以及它们所对应的经脉的问题，也详细地说明了解决问题的方法。而《灵枢·经脉》里面关于每条经脉病候的论述，最后一句话，都是盛者如何，虚者如何。我们把肺经、大肠经、胃经和脾经经脉病候原文的最后一句话并列在一起看。

手太阴肺经：盛者，寸口大三倍于人迎，虚者，则寸口反小于人迎也。

手阳明大肠经：盛者，人迎大三倍于寸口，虚者，人迎反小于寸口也。

足阳明胃经：盛者，人迎大三倍于寸口，虚者，人迎反小于寸口也。

足太阴脾经：盛者，寸口大三倍于人迎，虚者，寸口反小于人迎也。

我们看到肺经 – 大肠经 – 胃经 – 脾经这四经，也是我们前文提到的其中的一个循环，其经脉的"盛"无论人迎大于寸口还是寸口大于人迎，都是"三倍"的关系。《灵枢·经脉》中提到的心经 – 小肠经 – 膀胱经 – 肾经四经的"盛"都是"再倍"的关系，也就是二倍的关系，而心包经 – 三焦经 – 胆经 – 肝经四经的"盛"都是"一倍"的关系，所以这十二经循环中的3个四经循环，与人迎寸口脉其实有一个明确的倍数对应关系，即：

肺经 – 大肠经 – 胃经 – 脾经，三倍；

心经 – 小肠经 – 膀胱经 – 肾经，二倍；

心包经 – 三焦经 – 胆经 – 肝经，一倍。

那么为什么会有这样的对应关系呢？我们知道十二经的循环是从肺经开始的，那么肺经 – 大肠经 – 胃经 – 脾经这四经的循环，就是十二经循环中的第一个

循环，也应该是力量最大的一个循环，所以此四经有病变的时候，其异常都是"三倍"，而心经－小肠经－膀胱经－肾经四经的循环，是十二经循环中的第二个循环，所以此四经的异常都是"再倍"，而心包经－三焦经－胆经－肝经四经是十二经循环中的最后一个循环，其循环的力量应该是 3 个循环中最小的，所以其异常都是"一倍"。

四、三大循环学说与人迎寸口脉针法的结合

前文介绍了人迎寸口脉法不能广泛传播的几点理由，在应用人迎寸口脉法的过程中如果加入了三大循环学说的思维，则上述几个问题都很容易解决了。

首先关于记忆的问题，如果我们知道了倍数与 3 个循环的关系，当我们确定了人迎与寸口的倍数差之后，就能很明确地知道到底是哪个循环出了问题。

再说关于倍数确定的问题。当我们纠结于人迎与寸口脉的倍数到底是一倍还是二倍的时候，如果我们知道了不管是一倍还是二倍，其实都是人体这十二经的大循环出了问题，我们如果不能明确到底是几倍的差异，那么其实可以先用一倍差来解决问题，看看是不是缓解，如果没有缓解再用二倍来试试即可，也就是说，人迎寸口脉法的应用其实就是在解决人体经脉循环通畅的问题。

至于躁与不躁的问题，以肺经－大肠经－胃经－脾经这四经的三倍差来举例，不躁是脾和胃的问题，如果躁其实是肺与大肠的问题，如果我们不能确定躁还是不躁，我们完全可以看作是肺经－大肠经－胃经－脾经四经都有问题，调整一下循环即可。

第二节　人迎寸口脉针法的临床应用

一、人迎寸口脉针法的临床应用方法

关于人迎寸口脉针法的具体应用，《黄帝内经》中有比较详细的论述，比如《灵枢·终始》曰："人迎一盛，泻足少阳，而补足厥阴，二泻一补，日一取之，必切而验之，疏取之上，气和乃止；人迎二盛，泻足太阳，补足少阴，二泻一补，二日一取之，必切而验之，疏取之上，气和乃止；人迎三盛，泻足阳明，而补足太阴，二泻一补，日二取之，必切而验之，疏取之上，气和乃止。"结合"人迎一盛，病在足少阳，一盛而燥，病在手少阳"的说法，就是人迎一盛的情况，病在胆经，治疗上应该泻胆经，补肝经，具体操作是在胆经上泻两个穴位，在肝

经上补一个穴位，每天扎 1 次。

《黄帝内经》中关于二泻一补的具体穴位并没有明确的说法，现在各家说法不一，取穴也不尽相同。至于"日二取之，日一取之，二日一取之"这种解决方案，在临床上很多时候无法实现，所以在实际应用的过程中，很难完全遵循《黄帝内经》的方案。

但是《黄帝内经》中有一点非常明确，就是一旦某经有问题了，解决问题的方案一定是表里同治的。本人根据这点提出了利用五输穴的五行属性来解决人迎寸口脉的问题的思路。

具体应用过程如下：

1. 上下人迎寸口脉诊法

患者仰卧位，医者双手拇指分别寻找患者的人迎脉和寸口脉的搏动最强点，沉取之后，比较两处的搏动力量强弱。通常比较一侧人迎寸口脉即可（图 3-2-1）。

2. 确定人迎脉与寸口脉的倍数差

本人主要使用的判断方法是脉力差的判断方式，而非脉宽度的判断方式。具体方法就是前文提到的"二者之间有微弱的差距就是一盛（倍）；二者之间有比较大的差距就是二盛（倍）；二者之间的差距非常大就是三盛（倍）"。如果在判断过程中疑似在二倍与三倍之间，就先用三倍的方式解决问题，效果不佳再尝试用二倍的方式。

3. 具体的选穴方案

《黄帝内经》中提到的倍数差的解决方案，"人迎一盛，泻足少阳而补足厥阴"明确地表达了一盛的时候，是胆经盛，解决的方法是泻胆、补肝，也就是表里经同治。结合五输穴的五行属性，也参考了舍岩针灸的取穴思路，这个方案就非常明确了，胆盛，即木盛，泻本经火穴和火经火穴；补肝，即补本经水穴和水经水穴，也就是说，任何一个经的盛或者倍，我们至少都可以找到 4 个穴位来解决问题。具体穴位见表 3-2-1。

表 3-2-1　人迎寸口脉针法选穴表

肺大胃脾	人迎三盛（阳明实）	躁	补肺	补土	太渊	太白
			泻大肠	泻水	二间	足通谷
		不躁	补脾	补火	大都	少府
			泻胃	泻金	厉兑	商阳
	寸口三盛（太阴实）	躁	补大肠	补土	曲池	足三里
			泻肺	泻水	尺泽	阴谷
		不躁	补胃	补火	解溪	阳谷
			泻脾	泻金	商丘	经渠
心小膀肾	人迎二盛（太阳实）	躁	补心	补木	少冲	大敦
			泻小肠	泻土	小海	足三里
		不躁	补肾	补金	复溜	经渠
			泻膀胱	泻木	束骨	足临泣
	寸口二盛（少阴实）	躁	补小肠	补木	后溪	足临泣
			泻心	泻土	神门	太白
		不躁	补膀胱	补金	至阴	商阳
			泻肾	泻木	涌泉	大敦
包焦胆肝	人迎一盛（少阳实）	躁	补心包	补木	中冲	大敦
			泻三焦	泻土	天井	足三里
		不躁	补肝	补水	曲泉	阴谷
			泻胆	泻火	阳辅	阳谷
	寸口一盛（厥阴实）	躁	补三焦	补木	中渚	足临泣
			泻心包	泻土	大陵	太白
		不躁	补胆	补水	侠溪	足通谷
			泻肝	泻火	行间	少府

4. 具体扎针方案

如果临床上遇到了人迎三倍、不燥的情况，那么是胃实脾虚，应该泻胃补脾，取穴就是泻厉兑、商最，补大都、少府。在实际扎针的时候，并不是左右对称地扎八针，而是根据气机左升右降的原则扎单侧的四针。

《灵枢·五色》曰："此五藏六府肢节之部也，各有部分，有部分，用阴和阳，用阳和阴，当明部分，万举万当，能别左右，是谓大道。"《素问·天元纪大论》曰："左右者，阴阳之道路也。"《黄帝内经》中很多处提到了人体左右的不同，所以笔者在选择具体的针刺穴位时采用了左升右降的原则，结合人体经脉循行的"手之三阴，从脏走手，手之三阳，从手走头，足之三阳，从头走足，足之三阴，从足走腹"的规律，那么经脉的循行要想实现左升右降的模式就应该左足选阴经，左手选阳经，右手选阴经，右足选阳经，所以上述四穴具体扎针时就是左大都、左商阳、右少府、右厉兑。其他组穴位依此类推。

二、人迎寸口脉针法案例举隅

○肩背痛案例

2023 年 6 月 26 日

患者男，36 岁。

患者两天前出现右侧肩背痛，呈逐渐加重的趋势。患者自觉跟两天前吹空调关系密切。

患者右侧斜方肌自觉疼痛，轻触疼痛加重，患者仰卧时疼痛不减轻，抬头、转头都会加重疼痛。

脉诊：人迎一倍于寸口。

治疗：左曲泉穴、左阴谷穴、左阳谷穴、右阳辅穴。

刺入四针后患者人迎脉与寸口脉平。询问患者感受，感觉疼痛明显减轻，直呼神奇。留针 30 分钟后起针，患者自觉疼痛好转 80%。又在患者斜方肌疼痛局部加一针，不留针，针后患者疼痛完全消失，满意而去。

按语：上下人迎寸口脉针法，是《黄帝内经》中记载非常详细的脉诊与针灸相结合的方法，由于各种原因，当下使用该方法的人并不多。这个方法，只要明确脉诊，确定取穴，对很多问题的临床效果往往立竿见影。

○胸口闷热案例

2023 年 6 月 23 日

患者男，40 岁。

患者胸口闷热近一年。该患者因糖尿病前来寻求针灸治疗。有糖尿病病史数年，一直采用西医治疗，服用降糖药物和注射胰岛素，目前空腹血糖为 5~6mmol/L。近一年来胸口处连及整个胃脘有闷热的感觉，双目视物模糊，口臭，舌苔白，排尿有泡沫，偶尔有偏头痛。睡眠正常，二便正常。

检查：人迎三倍，天枢穴有压痛。

依人迎寸口脉法针灸治疗，针后患者即感觉胸口闷热感明显减轻，只余胸口一小块位置还有闷热感。

6月25日，二诊。

胸口闷热感，只余心口窝处仍有，其他位置没有再出现闷热感。视物模糊情况未变化，口臭情况未变化。

检查：人迎二倍。

治疗：左大敦穴、复溜穴、小海穴，右经渠穴、少冲穴、足三里穴、束骨穴、足临泣穴。

针刺后患者呼吸顺畅，胸口闷热感又变小。

按语：该患者后来又连续治疗几次，身体诸多症状有明显改善。人迎寸口脉针法使用得当，可以应用在很多所谓的"终身"之疾上。

○颈肩痛案例

2023年7月31日

患者男，29岁。

右侧颈项部疼痛，连及右侧背部疼痛10天，伴有右手上臂发胀、疼痛。

患者10天前不明原因出现右侧颈项部疼痛，可能跟睡觉时感受风邪有关。近10天来多次采用推拿的方法治疗效果不显，故来诊。

现右侧颈肩痛，右手大臂有肿胀感、痛感。

检查：人迎一倍。

治疗：左曲泉穴、阴谷穴、阳谷穴，右阳辅穴。

针入之后，患者即感觉疼痛减轻，针后疼痛基本消失。再诊脉，人迎脉与寸口脉平。嘱患者家属，如果留针期间再有疼痛请马上告知。

留针20分钟时，患者家属说感觉上臂又有疼痛感。重新调整曲泉与阴谷的针感，疼痛马上消失。

留针30分钟后，患者满意而去。3天随访，患者未再有疼痛。

○头痛案例

2023年8月4日

患者女，17岁。

患者为高中二年级学生，近半年开始出现间断性的头痛现象，时轻时重，伴有疲劳紧张现象。

现患者情绪低落，有焦虑面容。天枢穴、中脘穴压痛明显。人迎二倍。

治疗：左复溜穴，右经渠穴、束骨穴、足临泣穴，左太冲穴、大叉穴，右内关穴、足三里穴。

针后患者深吸气有力量，呼吸深度增加，天枢穴压痛减轻。

2023 年 8 月 7 日下午，二诊。

当日为患者高三开学，上午又出现头痛现象，但是没有之前严重，于是下午来就医。

检查：人迎一倍，按脉用针。

针后患者呼吸深度增加，情绪平稳。

○偏头痛案例

2024 年 2 月 26 日

患者女，75 岁。

患者近一年以来双侧耳部胀闷不舒，伴有轻微耳鸣。近半个月来出现右侧偏头痛，胀痛为主。疼痛部位主要在右侧眼眶外缘，胆经位置为主。眼睛自觉发干、发胀、睁不开。自行服用银杏叶片，有好转。睡眠、二便尚可。

检查：人迎三倍。尺内、关内紧。中脘胀满。舌红而干，有裂纹。舌根处发黑、发黄。

治疗：人迎三倍针法，补肺经泻大肠经，补脾经泻胃经。

针刺绝骨穴、然谷穴、地机穴、漏谷穴，以及心经少海穴附近异常点。

针后当时嘱患者深呼吸，患者自觉呼吸平稳顺畅，胃中有流水声，同时中脘胀感减轻，头部疼痛明显减轻，眼部干涩缓解，眼睛明亮。观察舌部，明显有湿润的现象。30 分钟之后患者起针，自觉头部完全没有不适感，但是耳部的胀闷感仍然存在。嘱患者隔日后再行针灸。

该患者共针灸 4 次后痊愈。

○周身拘紧感案例

2023 年 7 月 10 日

患者女，55 岁。

患者周身拘紧感已持续数月，近一个月来感觉加重。

2023 年年初开始，患者开始感觉全身上下有紧张的感觉，以前胸后背为主。近一个月以来情况加重。同时伴有周身乏力、出汗多、睡眠不实等现象。患者有甲状腺结节和乳腺结节。

检查：人迎三倍。中脘穴、天枢穴压痛，脉弦细，手脚凉。

治疗：人迎三倍针灸方。针后嘱患者做深呼吸。配合左侧太冲穴、复溜穴、大叉穴，右侧光明穴、足三里穴、阴郄穴、内关穴。

针后患者马上感觉拘紧感减轻。起针时基本上没有拘紧感。

2023 年 7 月 12 日复诊，患者乏力现象减轻，全身拘紧感近乎完全消失。患者感觉胃痛、心口痛，中脘穴有压痛。

脉诊：人迎二倍。按脉用针。

该患者依脉调针共 6 次，面色红润，周身有力气，睡眠好转，自汗现象消失。随访半年未见复发。

○会阴部疼痛案例

2024 年 2 月 2 日

患者女，54 岁。

患者会阴部疼痛半年。

患者半年前因漏尿去医院就诊，患者每次大小便时即出现会阴部疼痛，大腿后侧皮肤发紧、麻木，伴随大腿外侧、大腿后部发凉。严重时大小便之后会阴部疼痛会持续数小时。患者经常胸闷气短，每日大便 2~3 次。

检查：舌苔腻厚。腹胀。中脘穴、天枢穴压痛。脉数，人迎三倍。

治疗：人迎三倍八针，加内关穴、肺经异常点等穴位配合。

针刺后当时气短好转。

2024 年 2 月 5 日，二诊。人迎三倍，咳嗽好转，胸闷气短缓解。会阴部疼痛未缓解。

按脉用针治疗共 6 次，咳嗽、胸闷气短治愈。会阴部疼痛有缓解，但是不明显。

2024 年 2 月 26 日，七诊。在脉诊的穴位处方基础上，加上、下八髎穴。

2024 年 2 月 28 日，八诊。患者自述针后，大小便时会阴部疼痛非常轻微，几乎可以忽略不计。在脉诊的基础上继续加下八髎穴。

○情志抑郁案例

2024 年 1 月 20 日

患者女，63 岁。

双侧手掌麻木，右侧大腿到足背麻木 1 个月左右。患者长时间睡眠不佳，入睡困难，易醒。总是感觉自己情绪低落、心绪不佳。

现面色少华，面容略显僵硬，没有笑容，不能做深呼吸。

脉诊：人迎一倍，脉弦略紧。

治疗：左阴谷穴、曲泉穴、阳谷穴，右阳辅穴，左太冲穴、大叉穴，右内关穴、足三里穴。

针后患者马上感觉呼吸顺畅，面色转为红润。脉诊弦脉消失。人迎寸口脉平。

留针 30 分钟后，手掌麻木感消失大半，下肢麻木感减轻。

○咳嗽案例

2024 年 3 月 4 日

患者女，61 岁。

患者咳嗽 4 个月左右。

患者在去年 10 月左右开始出现咳嗽，一直断续不停。每当说话多时，情况加重，或者有情绪和冷热刺激时咳嗽加重。咳吐白痰。睡眠不佳，入睡困难。

脉濡，人迎一倍。天枢穴、中脘穴胀。

治疗：人迎一倍配穴，加补肺经泻大肠经。补太渊穴，泻二间穴，补太白穴，泻通谷穴。

针刺后患者马上感觉呼吸顺畅。

3 月 6 日，二诊。

患者咳嗽基本消失，偶尔有少量痰。腹诊，中脘穴处凉，不胀。脉诊人迎一倍。

按上方继续治疗。

○颈肩部发凉案例

2024 年 1 月 27 日

患者男，54 岁。

患者近几个月以来，白日自觉颈肩部发凉，有强烈的拘紧感，经常在夜间因为颈肩部发凉而醒来。经常头晕，周身无力。经常胸闷气短、心慌。

检查：右寸脉短，寸口一倍。

治疗：取左太冲穴、大叉穴。取左行间穴，右少府穴、侠溪穴、通谷穴。

2024 年 1 月 29 日，二诊。

患者颈肩部拘紧感消失，呼吸比以前顺畅，乏力好转。

继续按脉用针。

2024 年 2 月 5 日，三诊。

患者颈肩部发凉消失，没有胸闷气短现象，偶尔心烦。

继续按脉用针。

2024 年 2 月 7 日，四诊。

诸症消失，巩固治疗 1 次。

○眼科疾病案例

2024 年 3 月 1 日

患者女，58 岁。

左眼视物模糊 4 个月左右。

患者 4 个月之前，没有明显诱因出现视物模糊现象。左眼视力下降明显，黄、绿等颜色分辨不清，有飞蚊症现象。经眼科医院检查诊断为双眼玻璃体混浊，左眼视网膜局部病变，玻璃体后脱离。医院建议手术治疗。患者拒绝手术，故来诊。

检查：患者距视力检查表 1m 远，左眼视力 3.8。

脉诊：人迎三倍。尺内紧，寸中鼓。

治疗：人迎三倍针灸处方。加光明穴、太冲穴、足三里穴、内关穴，以及肾经异常点。

当日针刺后，复查视力，左眼视力 3.9。

3 月 4 日，二诊，视物比以前清晰。

3 月 6 日，三诊，能够分清黄、绿色。

3 月 13 日，六诊，距离视力检查表 1m，视力 4.1。

3 月 15 日，七诊，距离视力检查表 2m，视力 4.4。

嘱患者继续治疗。

○带状疱疹案例

2023 年 11 月 3 日

患者男，43 岁。

患者 3 天前开始出现腹部针刺样疼痛，去医院检查确诊为带状疱疹。

检查：发现患者脐周有大面积的红疹，颜色鲜艳。

脉诊：人迎一倍。

治疗：人迎一倍针灸方。配合丘墟穴、太冲穴、合谷穴、阳陵泉穴、内关穴。

2023 年 11 月 8 日，二诊。

患者明显好转，继续按脉用针 1 次。共针两次基本痊愈。

按语：两次针灸期间，患者自行使用阿昔洛韦软膏，也起到了一定的止痛作用。处方中的太冲穴、合谷穴，是开四关的扎法，能够起到开胸散结利气的作用，再配合内关穴能够收敛胸中瘀滞的气机。阳陵泉穴和丘墟穴是专门用来解决带状疱疹疼痛的穴位。尤其是丘墟穴治疗带状疱疹疼痛，是前些年一次道医论坛上一位医生所传之方法。该法要求，选择患侧的丘墟穴进行针刺，进针深度要达到 2 寸左右，通过得气后可以迅速止痛，对于面积比较小的带状疱疹使用丘墟一穴即可解决，不需要配合他穴。所以此穴，一直是我近些年来用来解决带状疱疹问题的首选穴位。

○飞机急救案例

2024 年 3 月 31 日

出发日早晨从成都飞往沈阳的航班起飞不久，广播急寻医生，听到广播后笔者立即联系乘务人员，前往病患的座位。当时现场没有其他的医生，我看到患者正戴着机上提供的氧气面罩，但是仍能看到患者脸色发暗，没有血色，患者将双手按在心口处。询问其家属，得知患者今年 82 岁，平时有冠心病病史，飞机起飞后就出现了烦躁、双手乱抓的症状，自述心口难受。家属注意到后来患者手指僵硬，在机务人员给使用上氧气之后，患者开始平稳下来，但是仍感心口处难受。

我当时让患者摘下氧气罩，观察患者的舌象，舌苔比较厚，舌质紫暗，患者的口唇也是紫暗的。摸了患者的脉，寸口脉非常的微弱，几乎摸不到。人迎脉脉力还是有的。人迎脉三倍于寸口脉。在机上行针并不方便，就给患者扎了左侧二间穴、右侧太渊穴，扎完之后让患者深呼吸，能感觉到寸口脉有起色，是弦紧的脉象，又给患者扎了左侧大叉穴、右侧内关穴，患者脉象柔和很多。用寸口九道脉的摸法，患者是尺内紧，又在患者左侧肾经上扎了一针。扎了五针之后患者呼吸平稳下来，也不再有烦躁的状况。人迎寸口脉平。至此第一次治疗结束。

在临近沈阳，飞机开始降落时，患者又开始有烦躁的表现，机组人员就过来找我。当时患者开始轻微左右摇头，跟她女儿说胸口闷。这时，患者的寸口脉摸不到，人迎脉也摸不到，我慢慢地去调整已经扎上的几个穴位，调整一分钟左右脉象没有任何变化，我又扎了对侧的内关穴，仔细调整内关穴，脉象仍然没有变化，人迎与寸口都摸不到。这时我想到应该用一些急救的穴位。水沟穴是最常用的急救穴位，患者戴着氧气面罩不方便，所以没有使用。我就在患者的百会穴用 2 寸针平刺。针后再去摸脉，人迎与寸口都能摸到了，之后患者就逐渐气息平稳了。期间患者家属也尝试摸患者左手的脉，在扎完百会穴之后，家属也能摸到脉了。我嘱咐其家属把手放在患者的寸口处，如果摸不到脉搏，再来找我。

第二次针灸后，直到停机，机场的医务人员登机把老人带走，患者一直比较平稳。

第二天得知患者已经能够吃饭，下午就准备出院回家了。

按语：

（1）老人在整个发病过程中一直在吸氧，这项操作非常有必要。

（2）人迎寸口脉针法，可以参与到急救过程中来。

（3）百会穴的急救作用非常强大。在飞机降落过程中，患者脉象异常之时，如果没有使用百会穴，恐怕患者会很危险，尽管那时患者仍然在吸氧，之前扎的针也还在。

○ "结缔组织病"案例

2023 年 6 月 2 日

患者女，54 岁。

患者后背部、后头部疼痛，怕风怕凉多年。

患者多年前出现该现象，时轻时重，严重时怕风怕凉的范围会扩大到肩及上臂部，曾被诊断为"结缔组织病"，经服中药以及理疗治疗，效果不佳故来诊。

现患者后头部及背部沉胀不舒适，似有重物压迫。双天枢穴、中脘穴处有明显压痛，中脘部触之凉甚。

脉诊：人迎三倍，关内、尺内紧。

治疗：左太白穴、太冲穴、复溜穴、地机穴、二间穴、大叉穴、阳谷穴、四渎穴，右太渊穴、内关穴、梁丘穴、上巨虚穴、解溪穴、通谷穴、至阴穴、窍阴穴、中脘穴。

针灸过程中，患者即感觉沉重感减轻，腹部有热的感觉。我和几个学生明显感到患者周围有凉凉的感觉。针刺后患者感觉周身轻松很多。

按语：所谓"结缔组织病"，从西医的角度来看是一个比较复杂的问题，涉及多系统多器官受累的免疫系统疾病，我们从针灸的角度来解决问题的时候，要跳出西医的认知思维，完全从中医的角度来看患者的问题。

患者背部及头部紧、沉重，那是有寒有湿的表现，我们可以判断出是患者的膀胱经和胆经的问题，所以在选穴上，取用了头窍阴穴和至阴穴。

患者的脉象代表肺气虚弱，我们取用太白穴、太渊穴和二间穴、通谷穴，来补肺经和泻大肠经。关内和尺内紧，我们用复溜穴和地机穴来缓解脾经和肾经的寒邪。

太冲穴与大叉穴用来调畅气机。

中脘寒凉，即是胃寒的表现，治用火来生土，选用解溪穴和阳谷穴来温暖胃经，用上巨虚穴和梁丘穴来舒畅胃经。

内关穴也是治疗胃部疾病的常用穴位，四渎通四海，也可以解决胃部疾病。

此患者虽然主诉是背以及后头部的问题，实则其病机的核心在胃寒，祛除了胃之寒邪之后，其症状即可迎刃而解了。

患者在治疗过程中出现了"寒邪外散"的情况，这样的情况在针灸治疗过程中其实并不少见，一旦出现此类现象，患者的问题都能明显改善。

○头晕案例

2024 年 5 月 10 日

患者女，58 岁。

患者头晕 3 年，最近 3 天加重。

病史：患者近 3 年经常头晕，经 CT 检查等手段排查，未有明确的诊断结果。近 3 天来，头晕加重，主要难受的部位位于头顶部，时而恶心。患者多年来一直耳鸣，睡眠不好，易醒，醒后不易入睡。自觉胃胀。大便黏滞不爽。

脉诊：人迎一倍。

治疗：左阴谷穴、曲泉穴、阳谷穴，右阳辅穴。配合太冲穴、中脘穴、大叉穴、足三里穴等。

2024 年 5 月 13 日，二诊。

经过上次治疗后，患者头晕明显缓解，耳鸣声音变小，但是胃胀没有缓解。5 月 11 日开始患者出现双侧下肢水肿。5 月 12 日患者出现偏头痛，患者自述十几年来经常出现右侧偏头痛。脉诊人迎一倍，按脉用针，以少海穴为主解决偏头痛。

2024 年 5 月 17 日，三诊。

患者头晕完全消失，4 天来偏头痛没有发作。下肢水肿没有变化，胃胀仍有。脉诊，人迎一倍，按脉用针。

2024 年 5 月 20 日，四诊。

患者耳鸣声音很微弱，下肢水肿完全消失，胃胀明显减轻。头晕、偏头痛消失不见。脉诊，人迎一倍，按脉继续用针。

○气喘案例

2024 年 5 月 24 日

患者男，65 岁。

患者 3 年前因为咳嗽气喘就医，诊断为肺结核。结核问题经治愈后，一直遗留有气喘的问题，患者静坐时表现不明显，走路 100 米左右，即出现气喘现象。

现患者深呼吸困难，呼吸表浅。

脉诊：人迎三倍，寸口九道脉，脾与肾紧张。

治疗：人迎三倍取穴法。加脾经、肾经异常点。

扎针当时，患者即感觉呼吸顺畅，深呼吸可以进行。

2024 年 5 月 27 日，二诊。

患者明显感觉气喘好转，走路多时没有气喘的现象。患者晨起有咳痰现象，但是痰不易咳出。第一次针灸前，患者从来没有咳痰现象。

继续按脉用针，嘱患者继续针灸调整。

○肩背痛案例

2024 年 5 月 28 日

患者女，51 岁。

肩背痛反复发作近 7 年，3 天前自感受凉后加重。

患者近 7 年以来，经常出现颈肩背疼痛，主要位于肩胛骨内侧和颈部斜方肌处。一有发作即行推拿和拔罐处理，本次发作之后，推拿和拔罐缓解不明显，故来诊。患者左右转头时感觉颈肩部紧张，转头费力，平时经常胸闷气短。

脉诊：人迎三倍，脉弦。左寸明显紧张。

治疗取左太白穴、大都穴、商阳穴、二间穴，右通谷穴、厉兑穴、太渊穴、少府穴。加足三里穴、阴陵泉穴、内关穴、大叉穴。

针后当时，患者长叹了一口气，随即整个身体放松下来。起针后，患者自觉非常轻松，转头不再费力。下午时，患者反馈，全身非常轻松，完全没有不适感。

○耳后痉挛疼痛案例

2024 年 5 月 31 日

患者女，54 岁。

患者右侧头部、耳朵后面痉挛性疼痛 3 天。

3 天前患者出现此症状，每 10 秒左右疼痛发作 1 次，昨天服用止疼药，感觉疼痛减轻，但是仍然是十几秒发作 1 次，疼痛部位主要是耳朵后三焦经区域。患者同时伴有耳鸣，右侧头部发懵。舌红口干。人迎一倍。

治疗：按人迎一倍脉诊针灸。

针后头脑清醒，耳鸣消失，痉挛疼痛没有出现。患者满意而去。嘱下周继续治疗。

○耳朵堵胀感案例

2024 年 5 月 8 日

患者女，66 岁。

患者右侧耳朵有堵胀感两个月。患者两个月前，因情绪刺激等因素出现耳朵感觉异常，右侧严重。住院治疗后因疗效不佳而来诊。

现患者右侧耳朵发闷发胀，听力下降，头脑感觉不清醒。患者近一年来经常胸闷气短、睡眠不佳，一直没有深睡眠。服用抗焦虑药物。舌质暗红。人迎三倍。

治疗：人迎三倍取穴方案。

针刺当日，针灸起针后患者舌头颜色变浅。患者在针灸过程中睡着了。

2024年5月10日，二诊。

患者耳朵胀感减轻，但是胸闷气短症状没有变化。

2024年5月13日，三诊。

患者胸闷气短明显好转。抗焦虑药物没有服用。

2024年5月15日，四诊。

患者一直食欲不振，之前来诊时没有告知医生有此症状。故针灸上加璇玑穴。

2024年5月17日，五诊。

食欲好转，胸闷好转，心慌减轻。继续按脉用针。

直至2024年6月6日，十诊。

患者右侧耳朵听力没有完全缓解，其他症状基本消失。

○**杂症案例1**

2024年5月10日

患者女，56岁。

患者2年前开始出现左侧头部酸麻不适，时而加重。一年半以前开始出现左侧耳朵下疼痛。常年后背冰冷异常。双侧外膝眼疼痛，上下楼梯都感觉非常疼。左侧臀部及大腿外侧疼痛，有5年病史。入睡难，醒后不易入睡。患者平时胸闷气短、呼吸困难。

脉诊：人迎三倍。

治疗：人迎三倍取穴法，加阴陵泉穴、足三里穴等。

针刺后患者马上感觉呼吸顺畅。起针后，下楼时患者感觉双侧膝盖疼痛明显减轻，甚至感觉不到疼痛。当日下午，患者感觉后背舒服、头部轻松。

2024年5月31日，二诊。

患者除了左侧头部感觉困重没有完全缓解之外，其他问题都已缓解。上下楼腿基本不疼，睡眠好转，胸闷气短好转。

继续按脉用针治疗。

○**杂症案例2**

2024年5月27日

患者女，73岁。

胃部、右胁下及后背持续性疼痛3个月。

患者十余年来，经常胃部及右侧胁肋部疼痛，并且发作时连及整个后背疼痛、发凉。此次发作从3个月前开始，一直没有好转。患者呼吸时感觉气息是凉的，同时前额部发凉,经常心悸,前一周做心电图提示心肌缺血。二便正常,睡眠不佳。

脉诊:人迎三倍。

治疗:人迎三倍取穴方案。

针刺后当时,患者即感觉呼吸顺畅,胃部及右胁下疼痛减轻。

2024 年 5 月 28 日,二诊。

患者胃及右胁下疼痛变成阵发性疼痛,疼痛强度明显减弱。后背疼痛面积变小,心悸好转,睡眠好转。

脉诊:人迎一倍。继续按脉用针。

2024 年 5 月 30 日,三诊。

患者胃及右胁下疼痛减轻,后背疼痛减轻,后背发凉减轻,额头凉感减轻。

直至 2024 年 6 月 13 日,患者一共治疗 7 次,患者诸症好转,睡眠变好。结束治疗。

○腰腿疼痛案例

2024 年 5 月 7 日

患者女,60 岁。

患者半年前开始出现右侧腿部疼痛,严重时疼痛连及臀部,主要位于膀胱经上。患者半年来看过很多西医,医生建议可以手术解决,但是不同的医院给出的方案不一致,有的医生认为应该进行腰部手术,有的医院认为应该进行颈椎部的手术。犹豫不决中故来尝试中医治疗。患者同时伴有右侧胳膊酸麻异常,持续两年之久,主要部位位于肩外侧,手三阳经区域。

脉诊:人迎三倍,尺内侧紧。

取穴:人迎三倍脉诊取穴方案。

效果:留针半小时起针后,患者即感觉腿痛明显缓解,右上肢麻木减轻。

患者每周治疗两次,一共治疗了 10 次。在整个治疗期间,患者的情况一直在好转,期间有一次由于劳累过度,出现右侧下肢疼痛加重的一过性现象,经治疗后很快缓解。

直至 2024 年 6 月 6 日最后一次治疗,患者右侧下肢疼痛完全消失,右侧上肢偶尔有麻木感。

按语:用中医的方法解决问题,完全不必依据西医的诊断标准,只考虑气血阴阳盛衰的变化即能解决问题。

○眩晕案例

2024 年 6 月 7 日

患者女，65岁。

患者头晕4个月左右，近1个月加重。

患者大约4个月以前开始出现头晕现象，时而加重。走路感觉不走直路，自己感觉地不平，双侧下肢无力。在医院做CT检查，提示脑供血不足。平时血压略高。睡眠正常，二便正常。患者左侧淋巴结肿大。

检查：舌红，脉数，人迎三倍。左侧下颌触之疼痛。

治疗：人迎三倍取穴针法。加曲池穴，透臂臑穴。

2024年6月14日，二诊。

患者头晕减轻，双腿走路有力量，不走直线情况好转。人迎三倍。

2024年6月17日，三诊。

偶尔眩晕，腿部有力量。左侧淋巴结变小，触之不痛。人迎三倍。

2024年6月21日，四诊。

近几日没有眩晕，腿部有力量。人迎三倍。

治疗暂时停止，嘱患者再有不适随时沟通。

○支气管哮喘案例

2024年6月15日

患者男，45岁。

患者呼吸困难、气短3个月。

患者3个月前罹患流感之后，即出现气短、呼吸困难的现象，同时伴有咽喉部、胸口发闷等症状。咳嗽，但是基本上没有痰。上述情况每天夜间加重。每天晚上因为呼吸困难导致患者入睡困难。西医诊断该患者的情况为支气管哮喘。

脉诊：人迎三倍，尺内紧，关内紧。

治疗：人迎三倍取穴，配合肾经和脾经异常点。

扎针后患者明显感到呼吸顺畅。

2024年6月16日，二诊。

患者自述昨日睡眠很好。气短明显好转，咽喉和胸口发闷的感觉好转。咳嗽多，痰变多。继续按脉用针。

2024年6月18日，三诊。

患者睡眠好，胸口偶尔有闷的感觉。咽喉部没有异常感觉。

2024年6月20日，四诊。

仍有咳嗽，但是不影响睡眠。咽喉和胸口异常感觉基本消失。

6月23日，五诊，26日，六诊，直至6月30日，七诊。

患者目前只有大便不成形，其他症状基本消失。治疗结束。

○**脑梗后遗症案例**

2024 年 6 月 13 日

患者女，76 岁。

右腿活动不利 6 年，加重 1 年。

患者 6 年前突发腔隙性脑梗死，经治疗后一直右腿活动不利。目前患者右腿无力，上楼费力，右足蹒趾麻木，感觉迟钝，耳聋，有 20 年糖尿病史。

脉诊：人迎三倍。

治疗：人迎三倍取穴方案。

针后患者感觉麻木减轻。

2024 年 6 月 20 日，三诊。

患者针前，右侧脚掌行走时不能着地，第二次针后，患者脚掌与脚趾都可以着地，但是上楼梯仍然无力。

2024 年 6 月 27 日，五诊。

患者说针后诸症都明显好转，但是第二天有明显反复趋势。

2024 年 7 月 11 日，九诊。

右侧足心落地仍有不着地的感觉，走路不稳，但是较之前有明显改善。患者对治疗效果比较满意。

嘱患者继续针灸治疗。

○**失眠焦虑案例**（学生裴娟案例）

2023 年 11 月 5 日

患者男，56 岁。

患者 3 年来一直睡眠不佳，心情焦虑。近两个月来不思饮食，左边半侧身体感觉麻木，下肢麻木严重。

诊断：人迎三倍。

首先按照人迎三倍脉诊针灸顺序进行扎针。患者不思饮食，按揉腹部，感觉发紧，故在患者右侧心包经上找到异常点进行针刺，又揉腹部，有所缓解，但仍感觉紧，又在右侧足三里穴和左侧脾经异常点进行针刺，再次按揉腹部，患者自述舒服很多。首诊后，患者自述心情好了许多，麻木感好转，后经过沟通继续治疗，所有症状逐渐改善。

○**咽喉部异物感案例**

2024 年 8 月 5 日

患者男，44 岁。

患者咽部异物感 3 年，加重两年。

患者 3 年前无明显诱因开始出现咽部异物感，未经系统治疗。两年前异物感明显加重，服用西药效果不佳，故来诊。

脉诊：人迎二倍，尺内紧。

治疗：人迎二倍取穴，左复溜穴，右经渠穴、束骨穴、头临泣穴，加筑宾穴。

第一次针灸治疗时，针后患者很快入睡，呼噜大起。醒后直呼通透，自我感觉咽喉部从来没有的舒服。

2024 年 8 月 12 日，二诊。

第一次针灸治疗后，咽部异物感基本上没有出现，从 11 日开始咽喉部略微有异常感。二诊时，人迎二倍，继续上方治疗，二诊而愈。

○视物模糊案例

2024 年 11 月 4 日

患者女，62 岁。

患者两年前开始出现视物模糊症状，眼睛经常干涩、发痒，没有系统治疗过。近一周来，出现双侧眼角分泌物增多现象。整天头部发沉，偶尔头晕严重。全身多处有湿疹，双腿沉重，劳累后加重。饮食正常，二便正常。睡眠差，感觉睡不沉、夜梦多。有心肌缺血病史十余年。

脉诊：人迎二倍。舌胖，舌苔腻。

治疗：人迎二倍针灸处方，加左阴陵泉穴、地机穴，右足三里穴、丰隆穴、四关穴（双侧合谷穴、太冲穴），以及上星穴。

效果：针刺后，患者感觉周身轻松，双腿变轻，以及眼睛发亮。

2024 年 11 月 7 日，二诊。

患者感觉眼睛干涩好转，视物模糊好转，眼睛不再干痒，右眼分泌物明显减少，左眼好转程度没有右眼明显。头部发沉的现象已基本消失。睡眠时间变长，多梦未见改变。近几天周身湿疹未有痒感。双侧膝盖外侧疼痛。

脉诊：人迎一倍。

治疗：人迎一倍针灸处方，加双侧心经少海穴、百会穴、阴陵泉穴、足三里穴等。

30 分钟起针后，脉平。患者感觉周身轻松，眼睛明亮。膝盖外侧疼痛消失。

○神疲乏力案例（学生于泽然案例）

2024 年 1 月 12 日

患者男，66 岁。

患者说话声音细小。

患者于 2023 年 12 月中旬做心脏支架手术，术后第 26 天来进行针灸治疗。目前神疲乏力，胸部前后隐痛，后背肩胛骨缝疼痛，手脚腕无力，拿杯子困难。曾患有肺大泡。

脉诊：人迎一倍，关内、尺内紧。

治疗：按人迎一倍脉诊方案用穴，加复溜穴、阴陵泉穴、足三里穴。

2024 年 1 月 19 日，二诊。

患者胸痛好转大半，一周发作两天，程度明显减轻。说话声音没变。肩胛骨缝疼痛好转大半，可以侧身睡觉。手脚腕无力感消失，仅右手腕小肠经不适。左右手小指、小肠经偶尔疼痛。

脉诊人迎三倍。按三倍方案用针，加小肠经、井穴两针。

起针后患者神态自然，眼睛有神，说话声音洪亮。由于手术原因右手寸口无脉，第二次治疗后右手寸口脉略有脉跳。

后续 1 周治疗 1 次，症状持续好转，共 6 次治疗后症状全部消失。

○ 黄斑病变、冠心病案例

2024 年 12 月 16 日

患者女，70 岁。

患者视物模糊，睡眠差半个月。

患者有黄斑病变史，左眼 2016 年 3 月手术，右眼 2017 年 7 月手术，左眼于 2020 年失明，右眼在半个月内视力严重下降，基本看不见。有腰椎间盘突出症、冠心病、心绞痛病史。目前失眠后出现心脏不适、头昏胀、胸闷气短、咳嗽、有痰咳不出、腰痛，大便总有排不净的感觉。

脉诊：人迎三倍。

治疗：人迎三倍针灸处方为主，加太冲穴、内关穴等。

2024 年 12 月 19 日，二诊。

人迎三倍。针后，咳嗽好转，睡眠好转，胸闷好转，腰痛减轻，大便顺畅，没有排不净的感觉，但是眼睛症状没有改善。

2024 年 12 月 23 日，三诊。

人迎三倍。眼睛分泌物减少，但是仍然视物模糊。睡眠差，心慌。腰痛、咳嗽症状减轻。

2024 年 12 月 26 日，四诊。

人迎三倍。患者右眼变得清晰，但是睁眼久则累。这几天胸闷，睡眠不好。患者之前耳朵内痒，需要每天滴药水缓解，针后这几天患者不需要再往耳内滴药水。另外鼻子不通气的症状也有所缓解。

2024年12月30日，五诊。

人迎三倍。眼睛分泌物减少。视力仍然没有完全恢复清晰。

2025年1月2日，六诊。

患者眼睛视力基本正常。去公园散步时因走路过多会出现胸痛、背痛的症状。咳嗽、胸闷已完全缓解。

结束治疗。

○贲门失弛缓症案例

2024年12月10日

患者女，37岁。

患者食不下咽两周，加重4天。

患者有多年的胃病史，1年前患者进行胃镜等相关检查提示有胃炎、贲门失弛缓症等问题。1年来经常胃胀，两周前开始出现食后呕吐现象，4天前开始完全吃不进食物，吃流食也会在食后10分钟内呕吐，喝水时偶尔不吐。呕吐时伴随白色泡沫状黏痰。

检查：人迎三倍。

取穴：按人迎三倍脉诊取穴。

2024年12月13日，二诊。

患者针后开始喝水不再吐，食后仍然吐。

2024年12月17日，三诊。

针后第二、三天，少量饮食之后没有呕吐，第四和第五天又开始食后呕吐。

2024年12月31日，七诊。

第三次治疗之后，患者没有再呕吐，胃胀、胃痛完全消失。饮食仍然以流食为主，吃饭时有噎的感觉，但是能够下咽，偶尔打嗝。

嘱其继续治疗，坚持10次以上为佳。

按语：本例患者，西医诊断是贲门失弛缓症，就是类似贲门不开口的意思，西医主要考虑手术治疗，患者惧怕手术，故求余诊治，目前看效果尚可。此例患者，中医属于噎膈、胃胀等病的范畴，单纯针灸治疗效果肯定。

○神经性耳聋案例

2024年12月13日

患者男，72岁。

患者两个月前开始出现耳鸣，听力下降，耳内有明显杂音。

检查：人迎三倍，舌质暗红。患者双下肢，尤其是小腿有明显的瘀血现象。

治疗：人迎三倍取穴，增加血海穴、曲池穴、足三里穴等帮助活血化瘀。小腿瘀血局部，采用放血方法。

针后当时，患者舌质的暗红现象即有缓解，自觉周身轻松。

2024年12月15日，二诊。

耳鸣自觉有明显好转。

2024年12月19日，五诊。

左侧下肢小腿部瘀血现象明显减轻。

直至2024年12月27日，共治疗10次，其间放血3次。患者耳鸣声音变小，偶尔发作。嘱其休息一段时间，年后可以再考虑进行第二轮治疗。

按语：耳鸣、耳聋一直是针灸科的常见病症，但是实际上其针灸效果并不是特别有效，经常会针而无功。如果能准确地把握患者的病机，其疗效尚可。

第四章　循经取穴

第一节　循经取穴理论探讨

循经取穴是指某一经络或脏腑有病，选用该经络或该脏腑所对应经脉的远部腧穴来治疗的方法，循经取穴可以说是针灸临床中最基本的操作，所谓"宁失其穴，勿失其经"表达的就是这个意思。

很多临床医生运用的循经取穴方法，所取的穴位都是用固定的某穴治疗某处脏腑或者经脉的问题，强调的重点主要在于取穴，而忽略了循经的意义。如果将循经取穴的理念结合到经络平衡针法中寻找异常点的思路中去，那么这个方法在临床应用中往往也能取得特别好的疗效。下面的案例就是运用循经取穴的理念解决上肢肩部和手部问题的思路，笔者暂且将之称为循经取穴的双向应用。

具体的操作方法主要是，首先判断肩部或者手部病变部位的经脉，如果是肺经，那么在肺经循行路线上的太渊至尺泽区域，用食指或者中指，也可以两指并用，循经探查，就是在这段皮肤上寻找紧张带，看看哪段皮肤是紧绷的，然后用针平刺在这段紧张带上，根据紧张带面积的大小，决定下针的数量。

第二节　循经取穴临床应用

○肩痛 1

2021 年 3 月 5 日

患者男，50 岁。

患者肩痛 1 个月左右，抬举困难，经过推拿治疗以及注射相关药物效果不佳。

疼痛部位主要在肩外侧部，活动受限。

取穴：首先针刺条口穴，活动范围马上扩大，但是局部仍有疼痛，遂在三焦经远端循经取穴二针，平刺进针，疼痛马上消失。

3 天后随访，未有复发。

图 4-1-1，图 4-1-2

○**肩痛 2**

2021 年 2 月 17 日

患者男，48 岁。

双侧肩痛，不能上举。

患者 2 个月前施行胆囊切除手术，术后即出现双肩抬举困难，近 1 周加重。

取穴：双侧条口穴透承山穴。针刺后双侧胳膊即可慢慢抬起，但是左肩肩髃穴处有疼痛的感觉。遂在间谷穴扎针。

针后活动双肩，双侧胳膊抬举越来越灵活。30 分钟后完全恢复正常。

图 4-1-3～图 4-1-5

○**肩痛 3**

2021 年 2 月 17 日

患者男，50 岁。

右侧肩部疼痛。

患者右肩经常疼痛，尤其是在久坐时。疼痛部位在肩上，大杼穴与肩井穴附近区域。属于膀胱经与三焦经范围。

取穴：三焦经与小肠经之间异常点平刺进针。

针刺后立即感到轻松。留针 30 分钟，期间行针 3 次。针后完全没有不适感。

图 4-1-6

○**肩背痛 1**

2020 年 12 月 20 日

患者男，43 岁。

患者肩痛 1 周，影响睡眠。

患者今年 4 月开始出现左肩背疼痛，时轻时重，同年 8 月曾来沈阳治疗过一次，当时完全好转。本次发作疑似感受风寒后引起。

患者做抬肩举手等动作皆无障碍，就是不活动时感觉肩背部发紧且疼痛。疼痛部位主要位于手太阳小肠经循行路线上的肩胛骨处以及肩胛骨内侧的膀胱经循行路线上。

考虑手太阳小肠经循行路线上疼痛比较严重，遂首先在手太阳小肠经上循行探查，在接近手腕处找到一个明显的异常点，平刺进针，患者马上感觉到肩胛骨处疼痛基本消失。

图 4-1-7

针后，嘱患者活动左侧胳膊，肩胛骨处的疼痛基本消失。患者左右摇头时，仍感觉左侧肩胛骨内侧疼痛，此处属于足太阳膀胱经，遂在肺经上臂处取反应点针刺，针后疼痛略缓解，遂又加针列缺穴，考虑其疼痛部位接近颈项部，取头项寻列缺之意。针后疼痛缓解，留针40分钟，疼痛基本消失。

图 4-1-8，图 4-1-9

○肩背痛 2

2020 年 12 月 20 日

患者男，40 岁。

系与上例患者同行，亦有肩痛的问题，其疼痛的部位主要位于肩井穴附近。遂在三焦经循行路线上寻找反应点，平刺进针，针刺后疼痛即消失不见。

图 4-1-10

○拇指腱鞘炎

2019 年 4 月 6 日

患者女，40 岁左右。

左手拇指活动不利两周，屈指有弹响。

沿肺与大肠经循经查找异常点，平刺两针，首针缓解大半，共针两次痊愈。

图 4-1-11

○中指腱鞘炎

2020 年 3 月 8 日

患者女，76 岁。

右手中指屈伸不利 3 周以上。以中指近端指关节疼痛为主。

沿手少阳三焦经循经揣穴，在反应点处横针卧刺。针刺两针后疼痛缓解，针四针后疼痛消失并活动自如。

两日后又针 1 次，完全无碍。

图 4-1-12，图 4-1-13

○无名指活动不利

2021 年 5 月 13 日

患者女，35 岁。

患者无名指活动不利 1 年左右。

患者 1 年前开始出现右手无名指活动不利，呈逐渐加重趋势。

疼痛问题主要位于无名指的远端指尖关节。

治疗：循经治疗，取三焦经远端皮下异常点，平刺两针。

针后活动患处，疼痛基本消失。

第2天，疼痛基本消失，嘱患者自己回去依法针灸。

图 4-1-14，图 4-1-15

按语：此患者是基层医生，具有自行针灸的能力。

第五章　针灸杂话

一、影响针灸取效的因素

针灸取效可能受到多种因素的影响，即使是同一种疾病在治疗效果上也可能不同，为青年人和老年人治疗，效果也会有所差异；在夏季和冬季进行针灸，治疗疗效也可能不一样；为文化层次较高和文化层次较低的人治疗，效果也可能不同；为普通百姓和地位较高的人治疗，效果也可能有差异。此外，针对同一位患者，其身体状态不同时，针灸的效果也会有所不同。

那些众多的，很难人为控制的，但是也确实存在的客观因素不在探讨范围之内，本文主要从取穴、针刺、时机3个角度来探讨影响针灸取效的因素。这3个因素是主要是从医生的角度来说的，也就是说基本上是医生能够控制的3个因素。

（一）取穴

取穴就是扎针时所选取的位置。这个话题可以从两个大方面来讲，一个是理论上选取什么穴位，另一个是实际上选取什么穴位。那么这怎么理解呢？为什么会有理论取穴和实际取穴的差异呢？

理论选穴，首先需要医生对疾病有一个准确的判断，我们要知道这是什么样的疾病，或者说要知道患者当下的疾病发展到了哪个阶段，因此对疾病的准确判断是正确取穴的基础。

那么如何正确判断你所面对的疾病呢？方法其实就是用我们所了解的，四诊啊，八纲啊，所掌握的中医基础理论，中医诊断学等诸多方面的知识来判断。这点其实考量的是一个医生的中医基础知识。

很多人说针灸医生是不用把脉的，这个理念是不对的。以针灸为主的医生和以开中药为主的医生在治疗之前，或者说在施行治疗手段之前，他们对疾病的判断方式应该是完全一样的。所以想要学好针灸，你的中医基础理论、中医诊断学，以及从中医视角下对人体的认识必须要完全的准确，越精细、越细微，你的诊断就会越准确。所以扎实的中医基础理论功底是一个针灸医生必须具备的素养。

比如以开中药为主的医生开方之前，会花大量的时间去掌握各种药物的药性，诸如升降浮沉、寒热温凉等，以针灸为主的医生要对穴位有一个透彻的了解，哪些穴位具有升的作用？哪些穴位有降的作用？哪些穴位有补的作用？哪些穴位有补肺的作用？哪些穴位有泻肺的作用？哪些穴位有调经的作用？对穴位理解的越透彻，才能在正确判断疾病的基础上去用好每个穴位。

1. 穴位的实际选取

我们对疾病做出了正确的诊断，也根据诊断选择了应该选取的穴位，但是在实际应用时，如果我们找不到这个穴位，或者说找得不准确，那么我们之前的工作就完全没有意义了。

第一，穴位的基本定位是每个针灸医生必须掌握的技能，这是基本功的问题，在这里不再赘述。

在实际的针灸临床过程中，我们所取用的穴位，一定是完全按照标准定位去针刺么？有的人可能会注意到，如果完全按照穴位的标准定位去针刺的话，在临床的过程中有时可能会很有效，但有的时候可能也没有效果。为什么会有这种现象呢？因为穴位是"活"的，穴位是会"动"的，穴位可能会因为疾病的不同，针刺的时间不同，针刺的患者不同，其位置会有所移动。那么如何找到这个移动的穴位，在临床操作过程中，我们就应该以穴位的基本定位为基础，在穴位的周围寻找穴位敏感点，具体的寻找方法大家可以参考一下"经络诊查法"。

经络诊查法是北京的王居易老师根据《黄帝内经》的相关理论提出来的方法，是以《灵枢·经水》提出的"审、切、循、扪、按"这5个基本动作为基础的诊察方法。

这一方法的具体操作，大家可以去寻找相关书籍阅读，这里我不赘述。那么通过"审、切、循、扪、按"，通常都能找到哪些异常呢？常见的异常情况有"结块、结节、结络、脆络、局部肌肉紧张度增高、松软下陷、滞涩、水泡样"等。这些内容都是王老师相关书籍里的内容，我们稍微解释一下。

结节和结块在文字描述上能看出结块是大一点的异常的东西，结节是小一点的异常的东西，结络是异常东西浮在表皮的，脆络也是异常东西浮在表皮，它指的是脆的、容易碎的、特别容易消失的。王居易老师还强调，我们扎针扎在穴位上，但穴位不是一个点，也不是一条线，也不是一个面，他是一个立体的结构，所以我们摸结节或结块，可以在皮下、中层、深层摸。怎么感受深度的不同？是根据手指作用压力的不同来控制和感受不同的层次，经络诊查分不同的层次，所以我们扎针也要扎出不同的层次。

局部肌肉紧张度增高，局部的紧与松都代表着异常，涩滞与紧相同，指经脉的流通不畅，水泡样异常这都是经络诊查遇到的不同的情况。

自 2014 年开始，我接触到经络诊查法，我觉得这个方法是特别值得针灸初学者去学习和重视的方法，我个人在应用这个方法之后，觉得个人能力有很明显的提高。大家可以抽时间应用一下这个方法，这个方法可能不需要花费很多时间去学习，但是需要医生不断地在临床中去实践，经过多次应用，自然会发现这个方法的魅力所在。

2. 取穴的先后次序

本科《针灸学》教材中所列举的针灸处方，包括两个方面，一方面是腧穴的选择，另一个方面是刺灸法的选择。刺灸法的选择包括使用工具、针刺方法及治疗时机等环节，这里暂不讨论，我们主要来说一下腧穴的选择这部分内容。

《针灸学》教材中所列举的针灸处方的选穴原则主要包括 4 个方面。第一是近部取穴，第二是远部取穴，第三是辨证选穴，第四是对症选穴。

上述 4 个方面，近部选穴其含义是"腧穴所在，主治所在"，可以理解为哪痛扎哪，这是对针灸医生的最基本的要求。远部选穴，其含义是"经脉所过，主过所及"，主要体现了循经取穴的思路，通常循经取穴都是循的本经的思路。辨证选穴，是根据疾病的证候特点分析病因病机而进行辨证选取穴位。对症选穴是一种对穴位特殊作用的理解，是临床中医生掌握了某些穴位的特殊作用，在遇到相对应的症状时就可以使用。

以上 4 个原则，根据教材中列举的次序，大多数人在临床针刺的过程中其实也是按照局部、远端、辨证和对症的次序进行的。但是在针灸临床中，我建议大家把这个次序反过来，就是先对症，再辨证，然后远端，最后近端。

至于为什么要把教材中的次序给颠倒过来，其中有很多的说法。先对症选穴，体现着临床医生对所面对疾病的理解深度，或者说也能体现医生对穴位功能主治掌握的宽度。比如阑尾炎患者，如果在阑尾穴扎一针，可能其他的任何治疗手段都不需要了。辨证选穴的使用，比如一些整体性疾病，如发热，这样的情况很难找到"局部"，所以需要医生对疾病、对患者有一个整体的辨证从而找出最合适的穴位针刺。再说为什么要先远端后局部，因为我们针灸临床更多的问题可能是痛症比较多，解决痛症的一个重要思路就是"通则不痛"，所以我们要解决的就是"通"的问题，在远端针刺的一个非常重要的因素就是远端针刺之后，可以让疼痛的局部活动，从而舒缓局部的气血，这是局部针刺做不到的。另外还有很重要的一点——"哪痛扎哪"，这是所有人的认知，连最普通的百姓都知道这个观点，所以经常遇到腰痛的患者来针灸，患者马上就会把腰部暴露出来，也就是说"哪痛扎哪"，这是普通人的认知，如果你如患者所愿针刺了局部，那么在患者的心里就会觉得这个医生的层次跟患者是一样的，患者对医生的信任就会打折，不要小看医患之间的信任问题，"信"的力量是非常强大的。

下面我们就以肩周炎为例来说一下针灸取穴次序的临床应用。

肩周炎的患者，如果伴随整体病症时，一定要先考虑其整体的问题，不能一味地只治疗肩部的问题。2020年8月，有一位患者以不能抬肩为主诉来求治，在脉诊的过程中发现其肺气虚，所以通过调肺的针刺方法治疗两次之后肩部的问题自然缓解。很多时候身体的病症往往是整体问题的局部显现，局部并不是重点，整体才是重点。如果忽视了针灸对人体整体的调整作用，也就是忽略了辨证的意义，那么针灸医生的水平只能停留在解决局部问题的层次上。

我们再来说一下单纯的肩周炎的问题，如果病症就真的只是局部的问题，这样的情况我们应该怎么处理？

首先，我们对症治疗，流传于20世纪的条口穴透承山穴，或者中平穴治疗肩周的问题，至今大多数针灸医生都会使用这个方法了，这其实属于对症治疗。对于问题比较轻微的可以针刺条口穴透承山穴，问题可能就完全缓解了。

如果效果不佳，我们再尝试远端取穴。教材中的远端取穴，主要就是循经的远端取穴，但是在临床中我们其实可以用与病变经脉有关系的其他经脉来解决问题。比如经脉之间有同名关系，还有脏腑别通关系，还有对冲关系，这些关系我们都可以利用。那么为什么要先用他经的远端取穴而不是本经的远端取穴呢？他经的远端取穴，其取穴的经脉都是跟病变经脉是异手足的经，比如肩周炎，其疼痛部位在手太阳小肠经的天宗穴处，那么根据同名的取穴，我们可以在足太阳膀胱经的秩边穴扎针也可以在昆仑穴扎针；如果根据脏腑别通的原则，我们可以在脾经的商丘穴附近扎针；如果根据对冲的原则，我们可以在肝经的相应部位上扎针。那么从经脉上来看，膀胱经、脾经、肝经，都是足经，而小肠经是手经，根据平衡的原理，杠杆的原则，越是远端越容易用最小的力量找到平衡，所以远端平衡要优先使用他经的平衡。那么在使用的过程中，我们最好是用缪刺的原则来针灸，这样取对侧的穴位，从距离上看更远，更容易找到平衡。

如果效果还不好，那么我们再循经远端取穴。如果疼痛部位在天宗穴处，那么远端取穴我们用后溪穴、养老穴；如果疼痛在肩髎穴处，我们用中渚穴、外关穴；如果疼痛在肩髃穴处，我们用三间穴、阳溪穴等。这是远端取穴的思维模式。其区别就是通常情况下他经远端用对侧穴位，而本经远端用同侧穴位。

如果疗效还不好，就取局部，那么怎么扎局部呢？《黄帝内经》中提供了一个思路，叫报刺针灸，简单地说也是哪疼扎哪，但是这种哪疼扎哪的方法可能会在一次治疗过程中扎很多次。通常患者可能会告诉你最疼的位置，比如肩周炎天宗穴疼，臑俞穴其实也疼。假如天宗穴痛值为 100 分，臑俞穴疼痛值为 60 分，这时患者通常只会告诉你天宗穴疼痛，这个臑俞穴的 60 分疼痛会被患者自然屏蔽掉。那么当医生在天宗穴扎针后，100 分变成 40 分，这时臑俞的 60 分的疼痛就体现出来了，那么就要继续扎臑俞穴，这就是报刺针法。这种局部取穴的报刺针法，其效果要优于单纯的哪疼扎哪。

（二）针刺

影响针灸取效因素的第二个因素就是针刺。

关于针灸治疗过程中的针刺内容，本科《针灸学》教材论述了 3 个方面的内容，第一针刺工具的选择，第二针刺手法的选择，第三针刺时机的选择。其中关于针刺的时机问题，除了在针刺过程中要考虑之外，在整个的治疗过程中也需要考虑，所以我把这个关于时机的话题单独列出来，后文再具体论述。这里我先说关于针刺内容的前两个方面，以及教材里没有提到的，在临床中可能意义更加重要的是关于针刺练习方面这些看似无形的内容。

首先说一下关于对针具的选择，针具的选择，包括选择不同的针灸器械，比如使用毫针还是三棱针，是使用艾灸还是拔罐，也包括对毫针长短粗细的选择。

通常我们根据病症的不同，或者病症部位的不同来选择针具。比如手指、脚趾麻木，要如何选择针具呢？这个部位的问题通常要用到放血的方法，所以我们选三棱针或者放血笔。比如我们诊查到患者脐下松软，可以诊断与肾气虚弱有关，这种情况我们扎针的效果没有艾灸好，所以使用艾灸的方法。如果遇到小朋友特别怕针，可以使用揿针。同样的使用毫针，可以根据部位不同，选择长短不一样的针具。

总之这个针具的选择，要因人、因病而异。教材中关于毫针粗细的问题，通常都是说强壮的用粗针，虚弱的用细针，这种观点是完全从患者的角度出发，不够准确。针灸操作效果更多的应该去看施术者的水平，也就是医生的水平，如果这个医生指力强，手指敏感，那么就应该使用细针，这样的针更容易去感知患者身体气血的情况，而不仅是根据患者的强壮程度来决定使用什么样的针。

其次是针刺手法的选择。关于针刺手法，无非就是补与泻两个方面。所谓虚则补之，实则泻之。那么我们在判断清楚虚实之后，就可以采用相应的补泻手法了。谈到补泻手法，古代文献尤其是元代之后的文献中记载了非常多的补泻手法，有兴趣的可以参考《金针赋》，其中可能大家最耳熟能详的就是烧山火与透天凉。很多人可能被这些看起来很酷炫的动作所吸引，又是阳九又是阴六，但是这些方法《黄帝内经》中并没有提到，现代临床中也没有证据表明会那些复杂动作的补泻操作其临床效果就更优秀，所以我个人认为，针灸临床起作用的关键因素不在于各种补泻手法，而在于是否得气，得气与否，或者说气至与否才是针灸是否起效的关键。

那么得气或者气至，为什么会有那么重要的意义呢？

我们先来理解一下什么是得气与气至？

什么是得气呢？如果把一个人比喻成一栋功能齐备的行政大楼，大楼里出问题，就相当于一个人生了病。那大楼里为什么会出问题？是因为楼里负责处理相关事宜的人没有好好工作，或者说没有干好他的本职工作，所以出了问题。对于人来说，就可能是某个脏腑出了问题。通常情况下，这个楼里的人应该会自己解决问题，现在可能是因为某种因素无法进行了，就相当于人体出了问题一样，其实正常情况下人体也有自愈的能力，生病了就是受某种因素影响的，不能进行正常的自愈工作了。

这时候楼外的人需要干什么呢？需要进到楼里来帮助解决这个问题。最简单的方法或者说对楼里干扰最小的方法是楼外的人跟楼里的人说，这里出了问题你该去解决。这基本上就是针灸思路，让楼里的人自己去解决问题，也就是激发人体的自愈能力。

楼外的人走进楼里，与楼里的负责人接触了之后，建立了沟通，这就叫得气。所谓的补泻，在这时就可以理解为，楼外的人去支配楼里的负责人做事情，而事实上，不需要去支配，楼里的每个人各司其职，就相当于人的自愈能力一样，只需要提醒，不需要干涉。

所以说，楼外的人和楼里的人接触上了这就叫得气。气至是什么意思呢？楼里的人看见你来了，就把楼里的问题自己解决了，这就是气至。比如，胃的问题是足三里穴负责的，我们在足三里穴扎了一针，针与足三里处的气血建立了联系之后，这就是得气，当针刺足三里穴后，胃的问题解决了，这就是气至。

这就是我强调的为什么针刺手法不是最重要的，因为人体有强大的自愈能力，找到激发自愈能力的穴位，也就是准确的选穴，比操作手法重要得多。

既然得气与气至这么重要，那么医生如何感知针下是否得气？如何促使针下迅速得气？患者的气至又会有哪些表现呢？

这里面又涉及针刺的第三方面的内容，通常也是《针灸学》教材里没有提到的内容，也就是针刺过程中一些"无形的作用"。我们先说一下关于得气，我们知道得气是针灸是否起效的关键，也是起效的前提。所以，针刺时我们就一定要去追求这个得气的感觉。

那么如何才能迅速得气？如何才能感知到是否得气？通常我们教材里都是论述如何使用一些提、插、捻、转等一系列手法来催气，这些操作当然有效，我们在临床针灸过程中可以使用，这些关于手法的操作都属于一些"有形"的操作，都是肉眼可以看得到的操作，相关内容大家可以参考各种针灸书籍，包括教材。但是在临床中一些肉眼看不见的操作，或者说在针灸过程中看不见的操作可能是更重要的因素。

首先，我们说一下关于对得气状态的感知。一般得气的状态，患者会感觉酸、麻、重、胀，而医生会有针下沉紧的感觉。但是这个感觉如何界定？或者说如何感知？这一点并不是每个针灸医生都能做到的，所以临床中很多医生的做法就是直接把针扎完了就走人，从来没有考虑过针下得气与否。因为感觉不到所谓的沉紧感，负责的医生可能会问一下患者麻不麻？胀不胀？所以如何才能感知到针下的沉紧感是非常重要的一个环节，这个"感知"也是一个无形的内容，是在临床操作过程中旁观者无法看到的。如何才能提高医生的感知能力呢？这方面就需要医生加强自身的敏感性练习，尤其是对于手指的敏感性练习。如何练习这个手指的敏感性，对于针灸医生来说，完全可以参考脉诊的练习方法。比如最经典的方法，在桌子上放一根头发，在头发上放一张纸，用手指去定位纸下的头发，随着敏感性的提高，可以增加纸的张数。

另外，当代脉诊专家许跃远老师提供的方法，大家也可以参考。很简单，就是经常握拳，让3个手指抵在掌心，这样用掌心来温润手指，就能保持手指的柔软性以及敏感性（图5-1-1）。

其次，我们知道如果患者在针灸过程中痛感小，患者就会更容易放松，所以如何让痛感更小应该是针灸医生追求的一个小目标。患者的痛感，可能因人而异，也会因针刺的部位而有差异，我们暂时不说这些差异，我们就探讨一下，针刺相同的部位，如何能让痛感更小？我总结两个方面，一方面是使用更细的针，痛感就会变小；另一方面就是在进针速度上做文章，一般情况下，进针速度越快痛感就会越小。

如何能控制更细的针，如何提高进针的速度，这都需要针灸医生有长期的"练针"的环节，这个练习的过程，是在针灸过程中体现不出来的，这也是我说的"无形的作用"。练针方法有很多种，历代针灸大家在其著作中都会提到练针的环节。总之，不论用什么器具练针，大家都要本着一个基本原则——"持针之道，坚者为宝"，就是保证这个针在针刺的过程中保持直的状态就可以。

现在网上有很多针灸包、针灸垫之类的器具，也是很多大学里给学生提供的教具，这样的教具其实并没有什么意义，因为一个普通人都可以毫不费力地把针灸针扎进去，所以这类器具只能用来"考试"，对真实临床没有任何意义。

近几年我发现一个扎手纸卷的方法大家可以参考，一定要是那种中间带有纸壳的手纸卷，练习起来感觉有困难，这样的练习才会有意义。总之，对于一个针灸医生来说，这个练针的过程，应该是一个持续终生的过程（图5-1-2）。

关于得气的话题，我们再说一个针灸医生整体功力的问题。除了手指敏感性的练习、指力的练习之外，针灸医生最好还要进行一些传统武术基本功的练习，这是让医生气场强大的一个非常重要且非常有意义的方法。有的人觉得，搞推拿的需要练习一些基本功，而实际上搞针灸的更应该进行这些练习，除了能让医生在临床过程中提高得气的效率之外，对针灸医生本身也有一个保护作用，在接触过多的患者之后再进行一些练习，也有助于医生"气"的恢复。如练习大成拳的桩功，站桩时表情要放松。松、静与自然是练习各种传统武术基本功的要领。

以上3点，手指敏感性练习、指力练习、传统武术基本功练习，就是我所说的提高针灸疗效的"无形"之力。

然后我们再来简单地说一下气至的话题。气至如上文所说，是气至病所的意思，不要理解为气至"针所"，要注意"病所"与"针所"的区别。气至就是针灸后产生了疗效，那么这个疗效应该如何判定呢？这其实是针灸医生比较头痛的问题。通常我们治疗一个痛症的患者，我们可以根据患者的描述，比如针前很痛，针后不痛了，这样就是有效了；比如治疗面瘫，针前脸是歪的，针后正了，这也是有效了。所以当代针灸临床中，大多数基层医生解决的问题主要是以痛症为主，然后就是面瘫和中风后遗症。为什么会这样，我觉得与不会判定疗效有一定的关系。所以如果遇到一些复杂的病症，不是痛症，不是面瘫这样的问题，该如何判定是不是有效了呢？

其实最可靠的判定针后是不是有效的方法，应该是通过脉诊来判定疗效，但是大多数针灸医生不精通脉诊的技术，所以我们就介绍一下脉诊之外的判定方法。

《黄帝内经》说"气至而有效，效之信，若风之吹云，明乎若见苍天"，临床中哪些现象可以被认定是明乎若见苍天呢？

由痛变不痛。这是大家都会的判断方法，也是大多数医生所使用的判断方法。在针灸之后如果出现如下的现象，也可以判断为针灸有效，或者说是气至的表现。

（1）针后患者唾液增多。

（2）针后一段时间患者特别想睡觉，或者针后当时患者就睡着了。

（3）针后患者感觉心胸开阔、呼吸顺畅。

（4）针后患者头脑清晰、眼睛明亮。

（5）针后患者舌象出现改变，比如颜色由暗变浅。

（6）针后患者面色改变，针前灰暗，针后红润。

（7）针后患者心情变好，不像针前那么忧郁。

（8）针后患者出现局部冷或者局部热的现象。这种冷热的现象要与发热区别开来，冷多半是体内寒气排出的现象；热多半是不通的经络变通畅的现象。

总之，气至的现象可能有很多种表现形式，并不只是针刺局部酸、麻、胀、重，或者说局部也就是"针所"的感受并没有"病所"的感受更有意义。

（三）时机

再来谈一下影响针灸取效因素的最后一个话题，关于时机的探讨。时机的含义，包括"时"，也就是含有时间的因素；也包括了"机"，这个"机"，在针灸学中的含义其实挺深刻的。《灵枢·九针十二原》里说"粗守关，上守机"，"知机之道者，不可挂以发，不知机道，扣之不发"，这都是在说"机"的重要性，也就是说这个字，其实并不只是表示时间，也代表了空间，也代表了"机会"，特定时空下的"机会"，抓住了治疗就会有效，抓不住就错过了这个"机会"。

所以呢，关于这个针刺的时机，可以从3个方面来探讨这个话题。第一是针刺时间的问题，第二是针刺空间的问题，第三是调神，调神其实也就是抓住针刺的"机会"。

1.时机之时间

针刺时间这个话题很冗杂，大家应该都了解子午流注针法、灵龟八法、飞腾八法等针法，这些针法都是以时间为取穴基础的，配合五输穴、八脉交会穴就可以临床使用。很多隐秘的道家传承中可能会有更复杂的与时间有关系的针法，比如先天灵穴针法、后天灵穴针法，《黄帝内经》中《素问·脏气法时论》等篇章也提到了与时间对应非常明确的针法，还有体系很完整的以五运六气为基础的针法等，这些内容都与时间关系密切，大多数计算起来比较繁杂，有的甚至同一种针法，在不同的门派中会有不同的算法等相悖的理念。

所以今天探讨的针刺时间，并不包括上述各种含有复杂算法的针灸理念，只是单纯地探讨某些病症的最佳治疗时间的问题。比如说有的女同学痛经，治疗痛经的时候，在什么时候给这样的同学扎针效果更好呢？在痛经即将发作或已经发作的时候效果是最好的。再比如有的人有三叉神经痛，三叉神经痛往往是阵发性的，在临床中很多医生会有体会，如果患者来找你诊治的时候，恰好是三叉神经痛发作的时候，那么这时给他扎针效果会更好一些。偏头痛正在发作的时候去扎针效果是最好的。所以说从针刺时间角度来说，在疾病即将发作或正在发作的时候进行针刺，这时扎针效果是最好的。因为通常，疾病发作最强烈的时候，也可以理解为人体邪正交争最剧烈的时候，这时是人体内正气最充足的时候，这时外力去帮助一把，效果最明显。这种理念尤其是对于那些发作起来特别具有时间规律性的疾病，效果更佳。

2. 时机之空间

再来说一下针刺时机中的"空间"是什么意思。直接举例来说明，比如有些人以腰痛为主诉来找医生，患者直着腰走进来不觉得自己腰疼，患者只有在弯腰的时候才腰疼，只有在做某一个特定动作的时候才会腰疼，这就涉及针刺时机中与空间相关的一个话题。

当医生有了这个理念之后，如何利用这个理念来提高针灸疗效呢？有两个方法大家可以参考。首先，比如面对一个腰痛的患者，医生要让患者做出最让他腰疼的动作，在这个动作之下，或者说在这个特定的空间之下去扎针，这样就在针灸前人为的制造出一个针刺的"机"，一个特定的"机"，在这种状态之下，针刺的效果是最好的。另外一种方法，就是在治疗腰痛患者时，如果我们没有在患者最痛的体位下针刺，那么在留针的过程中一定要让患者去做那些让患者觉得痛的动作，这样患者在活动的过程，就会触碰到那个最佳的"机"。这也是为什么在说到取穴次序时，建议大家先取远端用穴，最后用局部取穴的重要因素。

有人说这种理念是不是只能针对颈肩腰腿等一些可以自如活动的部位？事实上在针灸临床中，这个理念几乎可以应用在所有部位的治疗中。比如偏头痛，针灸后无法做出最痛的动作那怎么办？不能主动活动，那就被动活动，可以让医生去搓患者头皮，或者让患者自己去搓。比如胸闷气短的问题，针灸后如何调整这个"机"，可以让患者去做深呼吸，通过呼吸来调整，从而达到寻找"机"的目的。

为什么有的人扎针效果好，有的人扎针效果不好呢？除了上述说的其他的因素之外，如果理解了针刺的这个与空间有关的"时机"，就能有很大的提升。有的门派把这个理念当作是针灸取效的不传之秘，可见这个理念意义非凡。

3. 时机之神机

下面再来说一下调神。调神这个概念，本科《针灸学》教材中叫作治神。通常这个概念是对医生提出的要求，比如《标幽赋》里说的"手如握虎，心无内慕，如待贵人"，这都是让医生在扎针的时候要平心静气、心无旁骛，这一点受过针灸基本功训练的都应该知道。如果一个医生在临床中很认真地给患者扎针和很散漫地给患者扎针，这个效果是完全不一样的。比如患者胃疼，医生给其针刺足三里，如果医生认真地想要治好患者并且仔细地去寻找针感，和匆匆忙忙地随便扎，扎完就走。这二者的针刺效果是完全不一样的。

再说一下调神这个概念中很多医生可能会忽略的问题，就是在针刺过程中对患者的要求。有的患者在扎针过程如果手没被扎针，那么手就不会闲着，很多患者会拿着手机，或者躺着和别人唠嗑，或者看电视，这都是患者心神散乱的操作，对于患者来说就没有达到调神的要求。也就是说，在扎针过程中患者不能说话，不能看电视，让患者把注意力放在自己的身体上，让患者安静，让患者平心静气，如果很难做到的话，那么让患者闭上眼睛深呼吸，这也是调神。很多患者在自己做深呼吸的过程中就会自然地睡着。

关于调神，还有一个话题需要说一下。上文说让患者摆出最疼痛的姿势去扎针，或者说让患者在扎针的过程做出会疼痛的动作。通常在这种情况下，医生如果感觉到针下得气了，就可以去问患者疼痛的部位是否有改变。有的医生可能会担心如果患者回答没有效果的话会不会很"打脸"，当然这种"打脸"的情况可能会经常发生，但是还是建议你坚持去问，只要你判断针下得气，理论上患者就应该有改变。为什么一定要问一下患者的感受呢？当医生询问患者时，患者就会把自己的注意力放在"病所"，通常患者的注意力在"针所"的概率更大，医生通过询问，让患者把注意力调整到患处，这也就是一种调神的方法，对于提高临床疗效大有裨益。

二、如何判断针灸的疗效？

目前，大多数针灸临床都是以解决痛证为主的，所以对于针灸疗效的判断基本上是来自患者的反馈。这样的判断方法，因为结果多是由患者的主观判断来完成的，所以在临床过程中，医生往往就受制于患者的思维，而不能够对针灸效果有一个更精准的把握。

对于针灸疗效的判断，其实《黄帝内经》中已经有明确的记载："所谓气至而有效者，泻则益虚，虚者脉大如其故而不坚也，坚如其故者，适虽言故，病未去也。补则益实，实者脉大如其故而益坚也，夫如其故而不坚者，适虽言快，病未去也。"

这段文字出自《灵枢·终始第九》，大概的意思就是，针灸有效的话分为两种情况，一种是治疗实证的，我们用泻的方法，泻了之后呢，患者就会出现"虚"的情况，什么样的情况才算是虚呢，就是患者的脉变得软了，没有以前那么硬了，就是"虚"了，也就达到了泻实的效果了。如果针灸后脉还是那么硬，即使患者说身体舒服了，而实际上患者病情并没有改变。另一种情况就是治疗虚的病症，我们用补的方法，补的话患者就会出现实的情况，怎么算是实了呢？就是患者的脉变得比针灸前"硬"了，这就是实了。如果患者的脉没有变得坚硬，即使患者说身体舒服了，其实他的病也是没有好的。

这就是《黄帝内经》向我们传达的通过脉诊判断针灸疗效的具体方法。但是，临床中很多针灸医生往往并不擅长于脉诊，对于《黄帝内经》中记载的这个方法并不能熟练地应用，所以我们实际上可以找出其他的方法帮助我们判断针灸的疗效。

到底使用哪些方法帮助判断针灸的疗效，首先我们要清楚一件事，在针灸临床中，能够解决的问题并不限定于痛证一种，事实上痛证的针灸治疗只能算是针灸医生的入门功夫。下面介绍的判断针灸疗效的方法，可能更适合我们在用针灸治疗各种内科疾病的过程中使用。

（1）面色：我们知道健康人的面色应该是明润含蓄的，而临床中很多患者在求医的过程中，他的面色可能是晦暗枯槁的、没有色泽的。在针灸之后，患者的面色发生了变化，枯槁变得明润，甚至变得精彩胦润，那么就说明这次的针灸治疗一定是有效的。

（2）舌：在针灸治疗之后，如果患者的舌苔变薄了，舌体由干燥变得湿润了，或者说舌头变得灵活了，都说明这次针灸治疗有效。

（3）呼吸：对于很多内科疾病来说，很多患者都会有胸闷气短、心慌的感觉。有效的针灸，会让患者的呼吸变得深、变得长、变得更顺畅，胸闷气短等现象也会迅速好转甚至消失。

（4）头脑：有效的针灸，会让患者的头脑迅速清醒起来。

（5）情绪：很多患者会通过针灸释放自己的情绪，比如在针灸过程中痛哭流涕，这是一种比较常见的情绪宣泄现象。也有很多患者针灸后变得开朗自信，也有的人会在针灸后忍不住地笑。

（6）睡眠：除了治疗失眠之外，很多人在治疗过程中会特别容易入睡，也会比平时睡得更沉、更实。

（7）腹部：针灸后有的人腹部会变得柔软、有弹性。

三、盘点一下针灸效果不佳的病症

新冠之后有很多的患者出现了胸闷气短的现象，可能伴随着心慌、心悸、咳嗽、失眠等问题，这样的情况在 2023 年初非常普遍，我们用针灸的方法都能迅速地解决。但是 2023 年 7 月 9 日接诊了一位患者，性别女，年龄 68 岁。主诉就是心慌气短，劳累后加重，没有食欲，后背紧张。检查：下肢水肿，脉诊，人迎三倍。至 2023 年 8 月 6 日，该患者一共在笔者诊所治疗 10 次，最后一次治疗时患者仍然有气短、下肢水肿的症状。这是我们用脉诊针灸治疗此类病症时比较少见的效果不佳的情况。

2024 年 1 月 28 日，该患者又来到笔者诊所治疗，此次的主诉是食欲不佳。家属告知，患者半年前去中国医科大学附属第一医院进行了详细的检查，被诊断为室间隔缺损，进行了手术治疗修补后，气短现象就消失了。

由此，我便趁此机会整理了一下，近几年来个人感觉针灸效果不佳的问题都有哪些。

（1）神经系统的疾病，通常效果较差。脑血管疾病，这是公认的针灸效果非常好的问题，但是从针灸临床来看，脑中风如果干预不及时的话，即使有效通常也是见效很慢的，在脑血管疾病中很难取得立竿见影的效果。再比如渐冻症，也可以算是神经系统的问题，针灸效果都是非常微弱的。笔者也曾经尝试过治疗脊髓损伤后引起的全身瘫痪问题，那真的是没有任何反应啊！

（2）有实质性缺损的问题，比如上述的室间隔缺损案例，取得的效果就很微弱。

（3）也有一些通常效果很好的问题，可能受到其他因素的影响，就会收效甚微。比如曾治疗一个带状疱疹的老年患者，这个病通常针灸效果还是非常好的，但是那个患者每次治疗后都是当时有效，但是回家之后晚上又疼痛发作。后来与家属沟通，患者有严重的便秘，用药物治疗便秘之后，带状疱疹才好转。

（4）气虚的患者。针灸是通过调整患者的气血运行状态来修正患者的身体，如果患者体内的气血太少，那么不论什么问题治疗起来效果都是不佳的。

四、得气与气至

得气是针灸学中一个非常重要的概念，大概的意思是扎针之后，患者出现的酸、麻、胀、重等现象，而医生感觉针下沉紧滞涩的一种状态。得气与否，通常是判断针灸是否有效的一个前提。

中国中医药出版社出版的《针灸学》教材中，将得气与气至解释成一个意思。这样的解释呢，难免会让新手感觉无所适从。

《灵枢·九针十二原》里明确的说明"刺之要，气至而有效"。有针灸歌赋

《标幽赋》也说"气速至而速效，气迟至而不效"，把得气与气至当作一回事来理解的话，就会让人有一种错觉，很多人扎针的时候，明明已经有了得气的感觉，但是为什么患者的病痛却没有任何改变呢？就会不禁让人怀疑经典里说的"气至而有效"到底是不是真的？

个人认为经典的论述其实并没有错，而我们的教材曲解了得气与气至的关系。

我们说的得气，就是医患两方面的各种感觉，让人有得气感觉的部位应该是扎针的地方，是针刺的部位；而气至，应该是指患者的病变部位，很多时候扎针的位置与病变的位置并不是一个地方。

所以说得气的部位是"针所"，而气至的部位是"病所"，有了得气的感觉，这只能是针刺取效的前提，而不能说得气了就已经是针下取效了。只有针刺之后，病变部位产生了变化，气至的现象出现了，才能算是有效了。

按照这个思路走下去的话，针刺手法的各种操作其实都是针对"针所"来说的，也就是说手法再到位也是一个得气的现象，并不是气至的现象，所以手法其实也不是取效的最关键因素。我们临床上经常看到很多时候针感特别强烈，但是效果很微弱，这就是得气的感应很强，但是没有气至，所以效果不佳。

得气、气至、针感三者之间不能混为一谈，得气应是气至的前提，得气发生的部位是"针所"，而气至发生的部位是"病所"，针感则是针刺时气至、得气过程中产生的以患者的主观感受为主的现象。

五、动舌穴的发现与利用

2017 年的秋天，我的一个朋友问我舌头疼痛能不能用针灸治疗，当时我脑子里想着很多前辈用劳宫穴降心火的案例，所以觉得自己理论上应该也是能够治疗的，就跟朋友说可以试试。

后来朋友介绍的患者与我联系上了，患者是锦州人，性别女，60 岁。家属说患者这个问题已经至少有 10 年了，辗转多地求医，做过多次颈椎部位的 CT 检查，都没有明确的治疗方案，舌头的疼痛，尤其是舌尖部火辣辣的痛感一直存在，时轻时重。我跟患者说先治疗两次看看效果，如果有效就继续治疗。

周五的下午患者如约而至，当时的思考方向很简单，心开窍于舌么，舌尖最痛，这就是典型的心火上炎的情况，用针灸来泻心火就好了。所以当时就给患者针刺两针少府穴，以取荥主身热之意，用这个思路来泻掉心经的火。嘱患者第二天继续治疗。

第二天见了患者之后，询问患者针灸后的感受，患者当时的回答是"还行吧"，这大概是患者对疗效不满意而对医生敷衍的标准答案。所谓穷则思变，效果不好就不能再坚持用原方了。当时那个阶段正在思考经络之间的对冲关系的问题，我就在想能不能用这个思路来解决这个问题呢？

经络的对冲关系有很多种解释，我们简单说就是基于子午流注纳子法的理念，心经是每天中午 11 点至 1 点经气最旺盛，而胆经是每天晚上 11 点至 1 点经气最旺盛，从时间上看，一个是阳气最强，一个是阴气最强，所以这两条经脉就是相冲的关系。

我当时就尝试着在胆经上用循经取穴的思路去探查了一下，就是沿着胆经从踝关节向膝关节去寻找异常点，在一个位置上找到了一个明显的不同的地方，这个位置比较紧张，而且双侧的相同的位置都很紧张。然后我就在双腿的这个位置扎了两针，在进针的瞬间，患者跟我说："于老师，我好了"。我当时问她为什么说好了，她回答说感觉舌头凉了，产生了很多的唾液。然后在整个留针过程中患者的舌头都是凉的。患者对这次的治疗效果非常满意。一周后患者又接受了两次治疗，在这一周期间患者的舌头也有痛的时候，但是跟以前是完全不同了，一共 2 周 4 次的治疗，这个患者的舌尖疼痛就完全缓解了。大约半年之后，跟患者沟通，患者说她的舌头的问题再也没有发作过，偶尔在生气着急的时候会有疼痛，但是疼痛的感觉已经非常轻微了。

在这个经验的基础之上，后来我又遇到过几例因为腔隙性脑梗死等因素引起的舌根发硬、发音不清等与舌头相关的问题，尝试着在这个穴位上进针，都取得了非常好的效果，对于语言不利的情况，如果发作的时间不是太久，通常都能够在第一次针灸时就看到明显的语言清晰的情况。

鉴于这个位置对于舌头的诸多问题都有改善，我暂时将之命名为动舌穴。

现将动舌穴的临床适应证及使用心得总结如下：

（1）该穴的定位，基本上就是在绝骨穴上。临症之时，可在该穴上下寻找异常点进针。

（2）针刺该穴，最好使用细针。越细的针越容易体会到针下的"不同"。

（3）该穴可以用于反复发作的口腔溃疡、中风初期以及后期的语言不利、舌根发硬发板等情况。

（4）针刺该穴时，针对语言不利的患者，可以在针刺的同时跟患者说话，观察其是否会在针刺过程中出现语言好转。对于久病患者，或者口腔溃疡患者，嘱患者闭口，活动舌头，如果出现唾液增多，也可视为针刺效果的出现。

尝试解读该穴治病的机理

这个绝骨穴为什么能够对中风等引起的语言不利、舌根发硬的情况有这么明显的效果呢？

《针灸大成·治症总要》曰："一论中风，但未中风时，一两月前，或三四个月前，不时足胫上发酸重麻木，良久方解，此将中风之候也。便宜急灸三里、绝骨四处，各三壮，后用生葱、薄荷、桃柳叶四味煎汤淋洗，灸令祛逐风气自疮口出，如春交夏时，夏交秋时，俱宜灸，常令二足有灸疮为妙。但人不信此法，饮食不节，色酒过度，卒忽中风，可于七处一齐俱灸各三壮，偏左灸右，偏右灸左，百会、耳前穴也。"

从《针灸大成·治症总要》可以看出，绝骨与三里是预防中风的要穴，舌根发硬、语言不利，可以认为是中风即将发作的征兆，所以针刺绝骨穴能够收到治疗舌部诸病的效果。

六、璇玑穴的临床应用

璇玑穴是任脉上的穴位，位于胸骨上窝下 1 寸，前正中线上。

当下针灸临床中，对于该穴的认识基本上都是用来解决呼吸系统的问题，而大多数人忽略了璇玑穴的另一个作用。

大约 10 年前，有一位同事的母亲犯了腰痛病，在家卧床不起，约我上门治疗。在第二次治疗的时候，已经有了起色，可以慢慢下床行走。治疗腰痛穴位针刺完了之后，老太太突然叹了一口气，嘴里念叨着，"哎呀，这天天也吃不下饭啊"。然后我就询问了一下，原来老人家一个月以来天天感觉胃部有堵胀感，没有什么食欲，每天就吃一小点米饭。当时我想起当年陈院长给我们讲课时说过璇玑穴可以治疗食下不咽。于是就在患者的璇玑穴上用 1 寸针平刺一下，在针刺的当时，几乎是在下针后的瞬间，患者马上开始打嗝，然后在整个留针期间患者不停地打嗝，患者说打嗝之后感觉胃里会舒服一些。

第二天同事告诉我说，他母亲在我走后感到饥饿，吃了一大碗米饭，这 1 个月以来从来没有吃过这么多的饭。

当时自己也感觉这个效果确实很神奇，就查阅了一些资料，发现关于璇玑穴治疗食积的记载古已有之。就连针灸学教材中都有这个记载。很多针灸歌赋更是有专门的组合穴位来治疗食积。

《针灸大成》曰："主胸胁支满痛，咳逆上气，喉鸣喘不能言，喉痹咽痛，水浆不下，胃中有积。"

《针灸学》教材上列举了该穴的 3 个作用：咳嗽、气喘、胸痛；咽喉肿痛；积食。

《百症赋》曰："胸满项强，神藏、璇玑已试。"

《长桑君天星秘诀歌》曰："若是胃中停宿食，后寻三里起璇玑。"

《天元太乙歌》曰："大凡疬痞最直针，穴法从来着意寻，以手按疬无转动，随深随浅向中心，胃中有积取璇玑，三里功深人不知。"

《席弘赋》曰："胃中有积刺璇玑，三里功多人不知。"

《玉龙歌》曰："气喘急急不可眠，何当日夜苦忧煎，若得璇玑针泻动，更取气海自安然。"

《玉龙赋》曰："尪羸喘促，璇玑、气海当知。"

对于生病的人来说，不爱吃东西是常态，所以患者如果有了饥饿感可以说是疾病痊愈的一个重要表现。在针灸临床中，对于一些有厌食的情况或者有厌食倾向的情况我都会参考针灸歌赋的说法，配合璇玑穴和足三里穴，几乎能迅速改善患者的食欲。

当一个患者爱吃饭了，疾病就开始向好的方向发展了。

七、笔者对病气的粗浅认识

"病气"这个词，这几年可能由于网络发达的原因，对于很多人来说已经不是很陌生了。很多患者都能说上一二，当然也有更多的人其实认为这是"莫须有"，也会有人明确地表示排斥。不管怎么说，存在即合理。今天，我就个人经历与经验，略谈一下关于"病气"这个话题。

我最早对这个词有概念是在上大学时。那时我们学校定期去沈阳市皇姑区养老院给老人们义诊、打扫卫生等。这个工作我们学院已经开展了 20 多年了，从 20 世纪 90 年代开始，这些年来一届又一届的学生一直在坚持做这件事。

那时我们过去，通常低年级的同学帮忙打扫卫生、陪老年人聊天等，高年级的同学就会帮助老人们解决一下简单的问题。应该在我大学三年级时，有一次我给一位老人治疗胃痛，当时治疗后老人感觉很好，而我回去之后，就觉得自己胃疼得很厉害，自己扎了针解决。第二次，有一位老人是腿痛，也是当时效果不错，回去之后我就开始腿痛。其实这两次的事都没有让我朝病气的方面去想，毕竟那时候没有什么书籍介绍这方面的问题。

后来有一次，上针灸实训课的时候，我们一位同学牙痛，让我帮忙治疗，当时一问是右侧的下牙痛，这是大肠经问题啊，就马上扎了合谷，在给同学扎合谷的瞬间，我感觉到自己右侧的下牙，从里往外数第二颗牙齿出现疼痛，而且很难忍。我问了一下同学你是不是第二颗牙齿疼痛，他说是的，而且他说扎针的瞬间，他的牙齿不疼了。这次的事情让我第一次体会到所谓"病气"的存在，患者的身体状况可能直接对医生产生影响。

自此以后，我就开始注意这方面的现象，也注意查找这方面的文献资料。非常遗憾的是，2000 年之前，那时候网络还不是很发达，想收集一点资料基本都得看纸质版的书籍，学术网站里根本没有这方面的内容。上大学时就翻看了图书馆里的许多书籍，都没有发现有关这方面的文字记载。在大学期间我发现的唯一一个关于所谓"病气"的记载居然出自一本古老的功法的书籍里。记得当时那本书里的说法的大概意思是，这种受病气影响的现象首先比较容易出现在"新手"身上，因为"新手"多半是实力不足，但是每个医生最初给患者治病的时候都非常期待好的疗效，但是本身却没有那么强大的实力，那么治疗的效果从哪里出来呢？书里当时说了一个名词"德"，有点类似武侠小说里，我把一甲子的功力传给了你。那么医患之间，差不多就是患者的"病气"与医生的"德"之间的一种交换，所以才会有医生能感受到患者的病痛的事情。之前我读过王文德老师的一篇文章"初发心之力有多大"跟这个观点貌似有点相像啊。

2005—2006 年，那时网络就开始发达一些，那时各家网站的论坛都比较火爆。很多中医铁杆粉丝应该都知道有一个民间中医论坛，那时候在中医界还是挺火的。其中有一个自称是黑龙江的退休工人的文章记载了一些关于"病气"的事情，那篇文章我感觉应该是网络文章里最早出现的关于病气的记载。后来随着网络的发展，在网上探讨"病气"的话题就开始增多了。

很多人在探讨"病气"的时候都存在诸多疑问，首先从溯源的角度来说，如果这个现象真的存在，为什么古人完全没有任何书籍中有相关的记载呢？这个现象探讨的结果，大家基本上认同就是古人身心清静，而且从事外治法的那类医生多有修行的功夫在身，所以不会受到"病气"的直接影响。这个观点，得到了大多数人的认可，从我个人的经验来说，我自 2003 年开始站桩，坚持站桩之后，受到这方面影响的概率确实减少了很多，偶尔有感受到患者病气的时候，通过站桩也能比较迅速地将之排出体外。

是不是任何患者都会有"病气"？我想这个问题可以这样理解，我们学中医基础理论时说人是"通身一气耳"，这个气，如果都是通过呼吸饮食等渠道得来的谷气与清气，那么这个人基本上就是正常的，但是如果有外来的不正之气进入了体内，那么这个人的身体里就有了所谓的"病气"，有的患者不正之气可能力量比较弱，有的患者不正之气可能力量比较强，对应的也就是有的患者病的轻，有的患者病的重。所以其实每个人都应该有"病气"。人之所以生病，其实可以理解为人体内的正气不能将"病气"完全排出体外。一个人病体的康复过程，也可以理解为"病气"排出体外的过程。所以说，理论上具备了自愈能力的人就具备了排出"病气"的能力。

那么为什么有的人的"病气"能让人感受到，有的人的"病气"却感受不到呢？这有两方面的因素，一个是患者排出体外"病气"的量，如果排出的多，就比较容易让身边的人感受到，如果排出的少，就不容易让人感受到。另外，也与医生自己身体的敏感程度有关，有的医生能够感受到特别细微的"病气"，而有的医生却感受不到特别严重的"病气"。

是不是感受不到"病气"就不会受到影响呢？这当然不是。作为医生要从两个方面提升自己，一是增强自己的敏感性，尽量地去避开"病气"对自己的伤害，另一方面就是增强自己的"能量"层次（暂且用这个词吧），让自己的"能量"更多点，偶尔有避不开的"病气"时，对自己的损害也会相对小些。而这两方面，医生完全可以从做一件事情来完成，这件事情就是修炼传统功法，无论哪种功法，只要坚持就会提升自己的"能量"层次，就能提升自己的敏感性。这其实也是很多古代名医都是修炼大家的原因吧，比如孙思邈，比如李时珍，比如《黄帝内经》中就把人分为真人、至人、圣人、俗人等，其实都是在强调中医应该进行修炼。

如何避免"病气"的影响？从医生的角度来说，首先是前文所说的练功修炼，这应该是必需的提升自己的方法。医生本身应该不断地学习充实自己，努力地去提高自己的诊疗能力，但是这个能力，不应该是用医生自己的"能量"去对抗患者的"病气"，医生应该想办法调动患者自身的"能量"去与"病气"斗争，也就是说要激发患者的自愈力。

"病气"排出体外会有哪些表现？最常见的是患者感觉体内有寒气排出，排出的途径以脚部为主，但是也可能是从其他部位排出。比如我曾经见过患者扎针后出现打哆嗦的现象，上牙直打下牙，也有背部发冷的现象等。有些剧烈的排寒气现象，整个房间的人都会感觉冷。也有的患者表现的是身体不自主的抽动。也有的患者会特别的疲惫，直接睡着。也有的患者会打嗝、排气等。

八、针灸的气化反应到底能有多剧烈？

气化反应这个词语是近些年出现的，其意思有点类似得气或者气至，但是好像又不完全一致。通常得气指的是下针处即穴位处有了酸、麻、重、胀等反应，医生感觉针下有沉紧感。而气至的大概意思是说，通过扎针，气机到达了病所，把病所的病解决了，这是气至。

扎足三里解决胃痛，当足三里处出现了酸、麻、重、胀感，我们叫得气。当胃部有一股暖流或者一股清凉等现象，胃部的疼痛感消失，胃的问题解决了，我们把这种现象叫气至。

而气化反应，大概说的应该是，针后在得气到气至这个过程中，患者身体会出现一些特殊的反应。

气化反应的现象，无论扎针还是艾灸都可能出现。不同的患者会有不一样的反应，反应的强度也不一样。比较常见的反应是患者在针灸过程中，感觉有寒气排出体外，这种寒气通常从脚部排出的比较多，如果医生用手在患者的脚前去体会，能够感受到凉风，当然这种凉风会让人很不舒服，建议还是不要去体会为好。还有患者在针灸过程中，出现近似抽搐的现象，我问她为什么要这样，她说控制不了，扭一扭之后就舒服了。像肚子里响，打嗝排气等现象更是比较多见。一般出现这种现象的患者，针后你再去看她，通常都会面色红润、舌苔温润、呼吸顺畅，各种病痛会明显缓解。当然也有很多人根本没有气化反应，疾病在悄无声息中就消失了也是可能的。

为什么会出现这些气化反应？为什么反应的程度不一样？其中的影响因素非常多，有很多因素可能是我们现在还解释不了的。这不奇怪，经络本身我们现在也没有解释得了，但是不耽误我们使用。

气化反应可以简单地理解为，正常健康的人，体内运行的是自己本身的气血，而不健康的人，体内可能有了各种"邪气"，这种"邪气"，在没有外力帮助的情况下，自身不能将其排出体外。当针灸时，针灸的力量帮助身体把这些"邪气"排出，这个排出的过程，就是气化反应。有的"邪气"可能比较表面，很容易就被打跑了，有的"邪气"可能比较强势，不是轻易能被赶走的，所以赶走"邪气"的过程就比较剧烈。

现在记录一个案例，本人亲历，是关于一个非常剧烈的气化反应现象的。

2021年3月12日。

患者女，52岁。

该患者是陪同一位肩周炎的患者就诊，另一患者来诊前肩抬不起来，针后患者的肩就逐渐能够抬起，留针20分钟时患者的肩能完全自如的举过头顶。于是该患者也要求诊治。

患者主诉比较多，颈后有富贵包，经常气短、呃逆、眼花、眼干。大便时干时稀，一日到两日一行，夜尿频，3~4 次 / 夜。夜间易醒。

半年前出现一次半夜醒来心脏严重不适的情况，无法入睡，胸闷气短，之后经常心烦易怒。

当时记录的情况大概是这样，因为情况比较复杂就完全按脉来用针。

双手脉：右寸关沉虚，提示肺气虚。整体脉略弦，关外紧。

治疗：针右侧太白穴、太渊穴。针后即再摸脉，右寸关沉虚现象消失。

又针左侧太冲，用 0.16mm 的针，在进针当时就感觉患者踇趾与二趾之间有寒气冲出，稍微调针，针下异常沉紧。又针刺患者右侧的内庭穴以缓解关外紧之脉。

此时从第一针开始，扎针不到 3 分钟，患者即出现了腹部鼓胀的现象，我当时即嘱咐患者如果想排气就排，不要忍。考虑到帮助患者排气，遂又针了二间穴。

然后患者就开始不可抑制的出现强烈的腹部鼓胀的情况，腹部有如皮球一样上下弹动，期间患者说后头部不适。考虑到腹胀跟三焦有关系，我还按揉了患者的委阳穴，但是没有任何缓解。遂针后 5 分钟左右开始起针。

起针后患者腹部又弹动 1 分钟左右，然后患者觉得要呕吐，遂去卫生间，吐出两口痰，其中带点血丝。之后患者就在房间内走动一会，症状基本上就消失了。

晚上的时候患者反馈她现在没有任何问题，她自己分析为什么出现这种现象，她说是深筋膜过于紧张造成的。患者之前也是学过一些推拿。她多年前做过阑尾炎手术，术后出现肠梗阻，做了手术才保住性命。所以体内的筋膜一定是粘连的，腹部鼓胀的现象是筋膜松解的一种反应。第二天早上，她说以前也针灸过，从来没有出现过这种现象，她自己觉得效果很好，想让我继续帮她治疗。

这位患者的现象可以理解为在针灸后，患者体内的气血被调动起来，气血在梳理体内的筋膜粘连的时候，有一种强烈的反应，患者粘连的比较重，而气血运行的力量又比较大，所以才会出现这样剧烈的反应。

九、经络与脏腑相关联的总结

"不明脏腑经络，开口动手便错"。明了各经脉与脏腑以及相应器官的关系，在临床中便会得心应手。

经络系统与脏腑相关

肝（表里经、胆经别、肾经）：

足厥阴肝经：属肝络胆；复从肝别，贯膈。

足少阳胆经：贯膈，络肝，属胆。

足少阴肾经：其直者，从肾上贯肝膈，入肺中。

足少阳胆经别：循胸里，属胆，散之上肝，贯心。

心（心系）（表里经、脾经、肾经、胃经别、心经别、心络脉、小肠经别、膀胱经别、胆经别）：

足阳明胃经别：属胃，散之脾，上通于心。

足太阴脾经：复从胃别，上膈，注心中。

手少阴心经：起于心中，出属心系；从心系；复从心系。

手少阴心经别：别入于渊腋两筋之间，属于心。

手少阴心络脉：循经入于心中。

手太阳小肠经：入缺盆，络心。

手太阳小肠经别：入腋，走心，系小肠也。

足太阳膀胱经别：循膂，当心入散。

足少阴肾经：从肺出络心，注胸中。

足少阳胆经别：循胸里，属胆，散之上肝，贯心。

心包（表里经、心包经）：

手心主之脉：出属心包络。

手心主络脉：循经以上系于心包，络心系。

手少阳三焦经：布膻中，散落心包。

脾（表里经、胃经别）：

足太阴脾经：属脾，络胃。

足阳明胃经：下膈，属胃，络脾。

足阳明经别：属胃，散之脾，上通于心。

肺（表里经、心经、肾经、肝经、肺经经别、大肠经别）：

手太阴肺经：上膈属肺，从肺系。

手太阴肺经别：入走肺，散之大肠。

手阳明大肠经：络肺，下膈，属大肠。

手阳明大肠经别：入柱骨，下走大肠，属于肺。

手少阴心经：复从心系，却上肺，下出腋下。

肾足少阴经：从肾上贯肝膈，入肺中；从肺出络心，注胸中。

足厥阴肝经：复从肝别，贯膈，上注肺。

肾（表里经、膀胱经别、肾经别）：

足少阴肾经：属肾，络膀胱，其直者，从肾上贯肝膈，入肺中。

足太阳膀胱经：入循膂，络肾，属膀胱。

足太阳膀胱经别：别入于肛，属于膀胱，散之肾。

足少阴肾经别：别走太阳而合，上至肾。

大肠（表里经、大肠经别、肺经别）：

肺经、大肠经，互为表里的两条经脉。

手太阴肺经别：入走肺，散之大肠。

手阳明大肠经别：下走大肠，属于肺。

小肠（表里经、小肠经别）：

心经、小肠经，互为表里的两条经脉。

手太阳小肠经别：走心，系小肠也。

胃（表里经、胃经别、肺经、小肠经、肝经、脾络脉）：

脾经、胃经，互为表里的两条经脉。

手太阴肺经：下络大肠，还循胃口。

足阳明胃经别：入于腹里，属胃，散之脾。

足太阴脾络脉：其别者，入络肠胃。

手太阳小肠经：循咽下膈，抵胃，属小肠。

足厥阴肝经：过阴器，抵小腹，挟胃。

胆（表里经、胆经别）：

肝经、胆经，互为表里的两条经脉。

足少阳胆经别：循胸里，属胆。

膀胱（表里经、膀胱经别）：

肾经、膀胱经，互为表里的两条经脉。

足太阳膀胱经别：属于膀胱，散之肾。

三焦（表里经、三焦经别）：

心包经、三焦经，互为表里的两条经脉。

手心主经别：入胸中，别属三焦。

手少阳三焦经别：下走三焦，散于胸中也。

共性总结

（1）五脏与本经及其表里经相联系，与其相表里的阳腑的经别相联系。

（2）六腑与本经及其表里经相联系，与本腑的经别相联系。

（3）阳经经别，既联系本经又联系相表里的经。

个性总结

联络脏腑最多的经脉是肾经，涉及5个脏腑（肝、心、肺、肾、膀胱）。

关联经脉最多的脏腑是肺和胃，各5条经脉。

肺：肺经、大肠经、心经、肾经、肝经。

胃：胃经、脾经、肺经、小肠经、肝经。

关联经络最多的脏腑是心经、小肠经、脾经、肾经、胃经别、心经别、心络脉、小肠经别、膀胱经别、胆经别。

十、头部各处相关经脉整理

与眼睛相关的经络

足阳明经别：还系目系，合于阳明也。

足阳明经筋：太阳为目上网，阳明为目下网。

手少阴心经脉：上挟咽，系目系。

手少阴络脉：系舌本，属目系。

手少阴经别：出于面，合目内眦。

手太阳小肠经脉：上颊，至目锐眦；抵鼻，至目内眦。

手太阳经筋：下结于额，上属目外眦。

足太阳膀胱经脉：起于目内眦，上额，交巅。

足太阳经筋：为目上网，下结于頄。

手少阳三焦经脉：交颊，至目锐眦。

手少阳经筋：上曲牙，循耳前，属目外眦。

足少阳胆经脉：起于目锐眦，出走耳前，至目锐眦后。别锐眦，下大迎，合于手少阳。

足少阳经别：系目系，合少阳于外眦也。

足少阳经筋：结于目眦，为外维。

足厥阴肝经脉：上入颃颡，连目系，上出额，与督脉会于巅。从目系，下颊里，环唇内。

与脑相关的经络

足阳明经别：还系目系。

手少阴络脉：循经入于心中，系舌本，属目系。

手少阴心经脉：上挟咽，系目系。

足少阳经别：系目系，合少阳于外眦也。

足太阳膀胱经脉：其直者，从巅入络脑。

足厥阴肝经脉：上入颃颡，连目系，上出额，与督脉会于巅。从目系，下颊里，环唇内。

与鼻相关的经络

手阳明大肠经脉：左之右，右之左，上挟鼻孔。

足阳明胃经脉：起于鼻之，交頞中；旁纳太阳之脉，下循鼻外。

足阳明经筋：下结于鼻，上合于太阳。

手太阳小肠经脉：抵鼻，至目内眦。

足太阳经筋：下颜，结于鼻。

与口唇相关的经络

手阳明大肠经脉：还出挟口，交人中。

足阳明胃经脉：还出挟口，环唇，下交承浆。

足阳明经别：上循咽，出于口。

足阳明经筋：上挟口，出于頄。

足厥阴肝经脉：从目系，下颊里，环唇内。

与牙齿相关的经络

手阳明大肠经脉：从缺盆，上颈，贯颊，入下齿中。

手阳明络脉：上循臂，乘肩髃，上曲颊偏齿。

足阳明胃经脉：入上齿中。

与舌相关的经络

足太阴脾经脉：连舌本，散舌下。

足太阴经别：上结于咽，贯舌中。

手少阴络脉：循经入于心中，系舌本，属目系。

足太阳经筋：别入结于舌本。

足少阴肾经脉：循喉咙，挟舌本。

足少阴经别：系舌本，复出于项。

手少阳经筋：当曲颊，入系舌本。

与耳相关的经络

手阳明络脉：其别者，入耳，合于宗脉。

足阳明胃经脉：出大迎，循颊车，上耳前，过客主人。

足阳明经筋：从颊结于耳前。

手太阳小肠经脉：上颊，至目锐眦，却入耳中。

手太阳经筋：出走太阳之前，结于耳后完骨，入耳中，直者，出耳上。

足太阳膀胱经脉：从巅至耳上角。

足太阳经筋：上出缺盆，上结于完骨。

手厥阴经别：出循喉咙，出耳后，合少阳完骨之下。

手少阳三焦经脉：系耳后直上，出耳上角。从耳后，入耳中，出走耳前。

手少阳经筋：上曲牙，循耳前，属目外眦。

足少阳胆经脉：上抵头角，下耳后。从耳后，入耳中，出走耳前，至目锐眦后。

足少阳经筋：循耳后，上额角，交巅上。

与咽喉相关的经络

手太阴肺经脉：从肺系（喉咙、气管）横出腋下。

手太阴经别：上出缺盆，循喉咙。

手阳明经别：上循喉咙，出缺盆。

足阳明胃经脉：从大迎前，下人迎，循喉咙，入缺盆。

足阳明络脉：上络头项，合诸经之气，下络喉嗌。

足阳明经别：上循咽，出于口。

足太阴脾经脉：络胃，上膈，挟咽。

足太阴经别：上结于咽，贯舌中。

手少阴心经脉：上挟咽，系目系。

手少阴经别：上走喉咙，出于面。

足少阴肾经脉：循喉咙，挟舌本。

手厥阴经别：出循喉咙，出耳后，合少阳完骨之下。

足少阳经别：以上挟咽，出颐颔中。

足厥阴肝经脉：循喉咙之后，上入颃颡。

彩　图

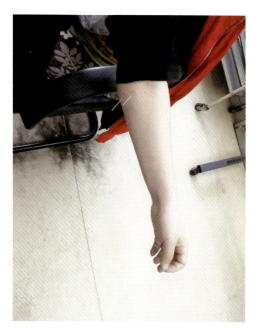

图2-2-1　案例偏头痛1针法

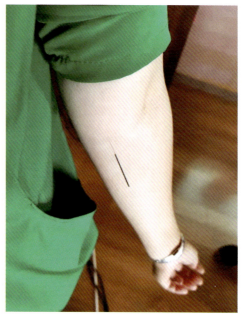

图2-2-2　案例偏头痛2针法

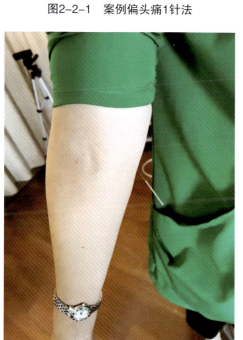

图2-2-3　案例偏头痛2针法

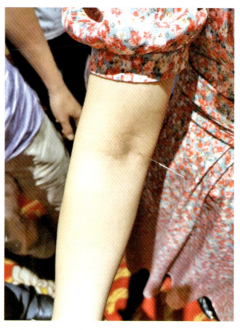

图2-2-4　案例左侧头痛及颈肩痛针法

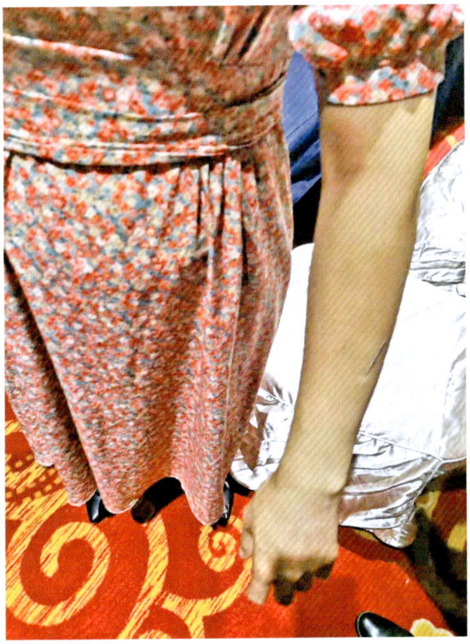

图2-2-5　案例左侧头痛及颈肩痛针法

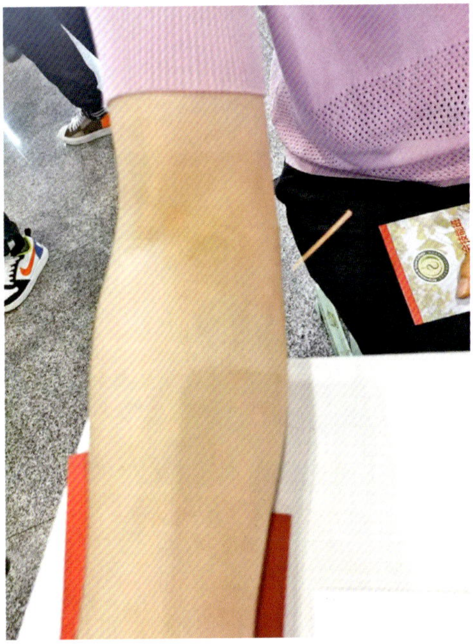

图2-2-6　案例前额痛针法

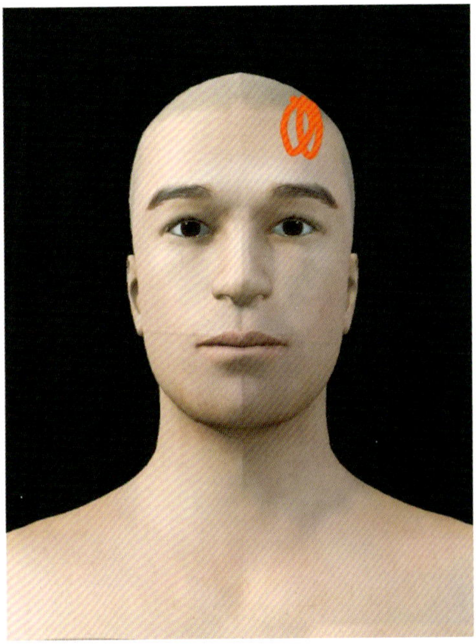

图2-2-7　案例前额痛针法

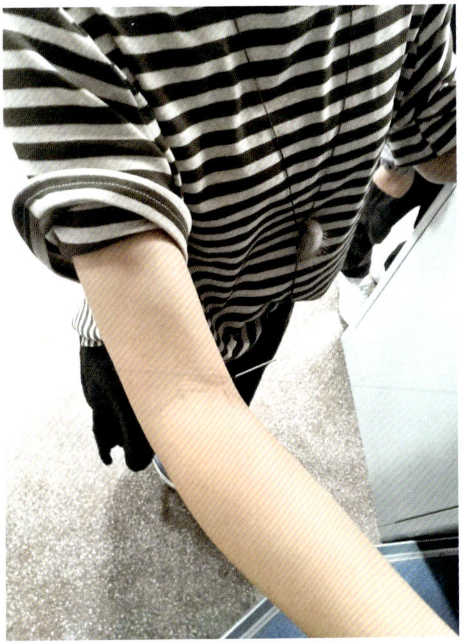

图2-2-8　案例牙痛针法

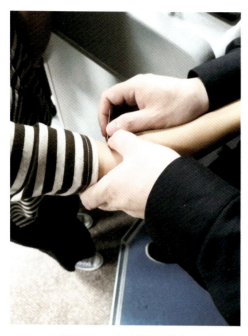

图2-2-9　案例牙痛针法

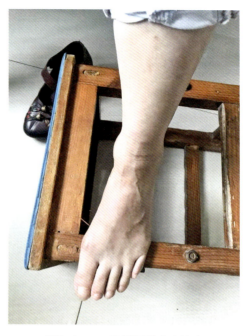

图2-2-10　案例耳后疼痛针法

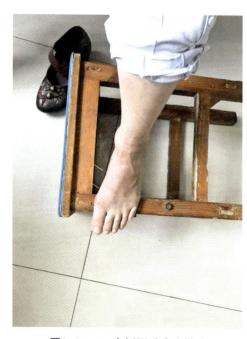

图2-2-11　案例耳后疼痛针法

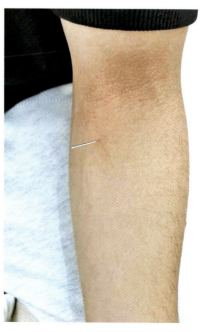

图2-2-12　案例颞下颌关节炎针法

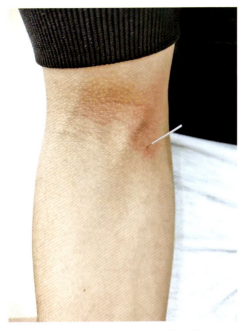

图2-2-13　案例颞下颌关节炎针法

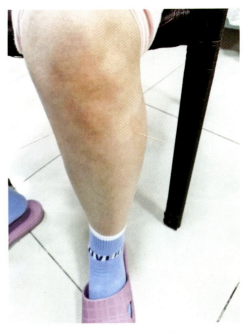

图2-2-14　案例肩痛针法

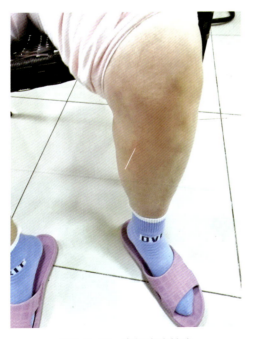

图2-2-15　案例肩痛针法

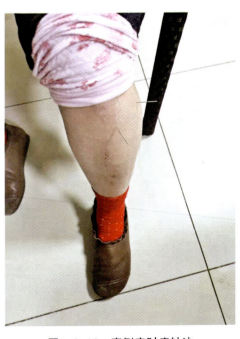

图2-2-16　案例肩肘痛针法

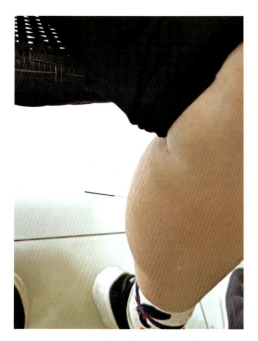

图2-2-17 案例右臂活动不利针法

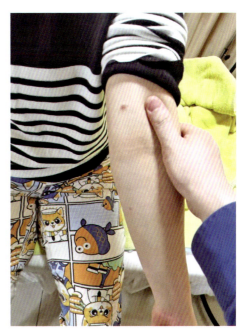

图2-2-18 案例前臂痛针法

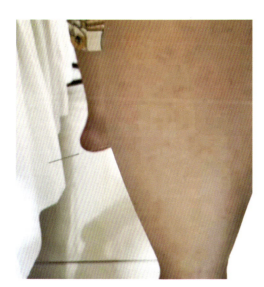

图2-2-19 案例前臂痛针法

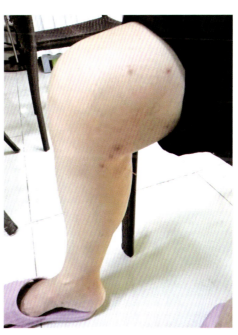

图2-2-20 案例网球肘1针法

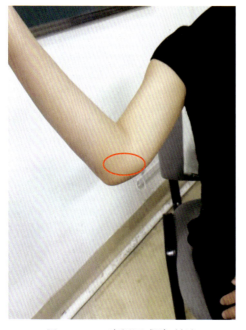

图2-2-21　案例网球肘2针法

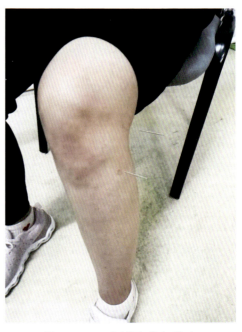

图2-2-22　案例网球肘2针法

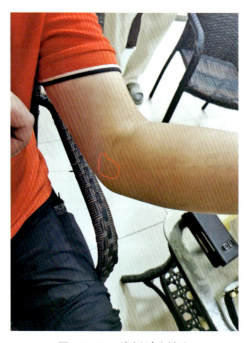

图2-2-23　案例肘痛针法

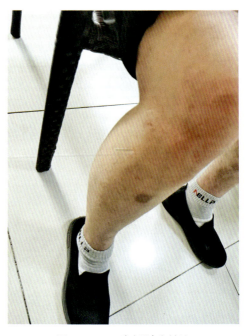

图2-2-24　案例肘痛针法

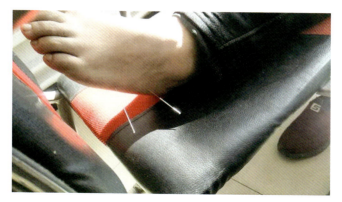

图2-2-25　案例拇指腱鞘炎针法

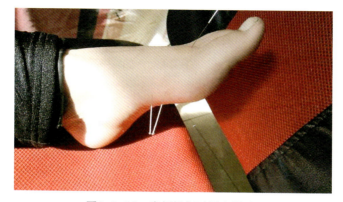

图2-2-26　案例拇指腱鞘炎针法

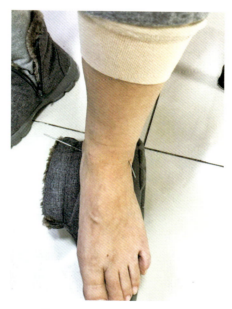

图2-2-27　案例手腕挫伤针法

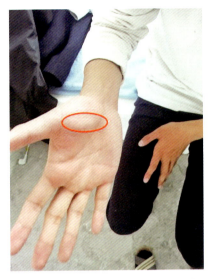

图2-2-28　案例手掌大鱼际屈伸困难针法

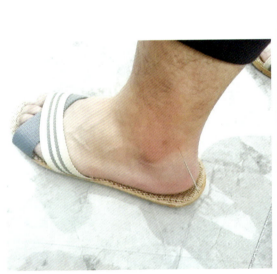

图2-2-29　案例手掌大鱼际屈伸困难针法

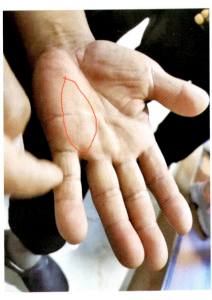

图2-2-30　案例手掌痛、手指麻木针法

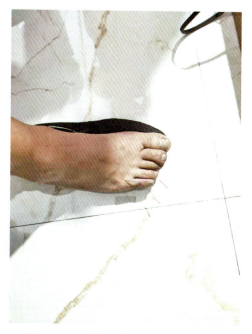

图2-2-31　案例手掌痛、手指麻木针法

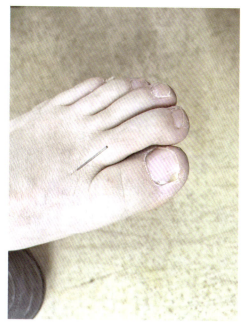

图2-2-32　案例虎口疼痛针法

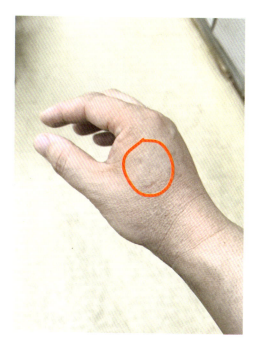

图2-2-33　案例虎口疼痛针法

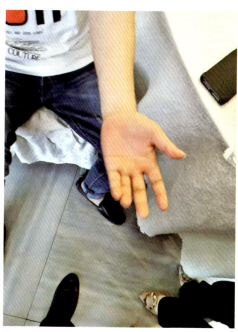

图2-2-34　案例无名指、小指麻木针法

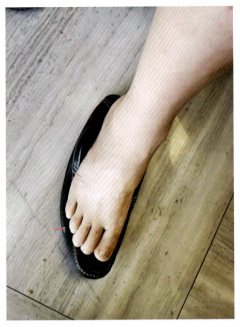

图2-2-35　案例无名指、小指麻木针法

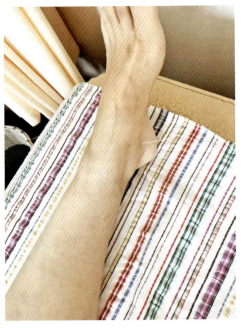

图2-2-36　案例右手拇指活动不利针法

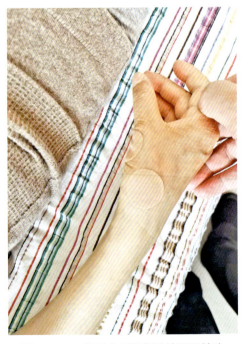

图2-2-37　案例右手拇指活动不利针法

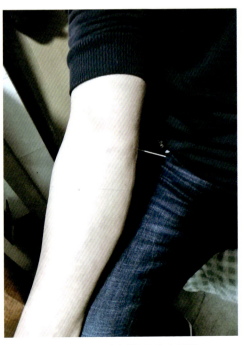

图2-2-38　案例胁肋疼痛针法

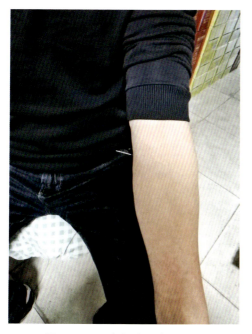

图2-2-39　案例胁肋疼痛针法

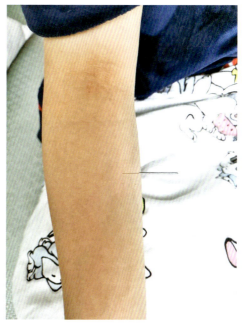

图2-2-40　案例胸痛、胸闷针法

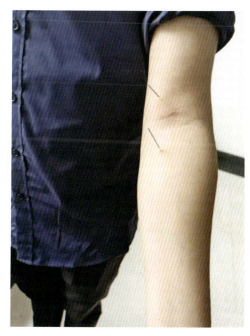

图2-2-41　案例胸痛1针法

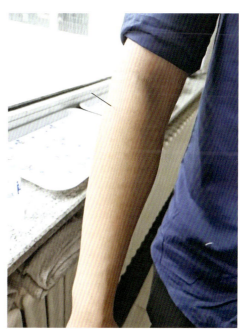

图2-2-42　案例胸痛1针法

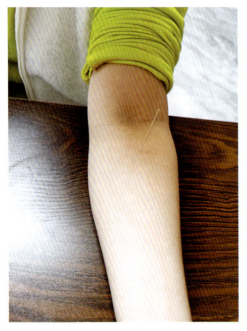

图2-2-43　案例胸痛2针法

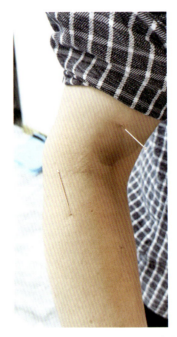

图2-2-44　案例腰痛、胸痛针法

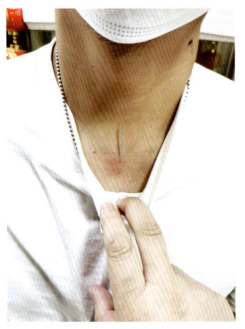

图2-2-45　案例腰骶痛、背痛针法

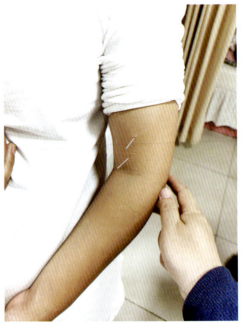

图2-2-46　案例腰骶痛、背痛针法

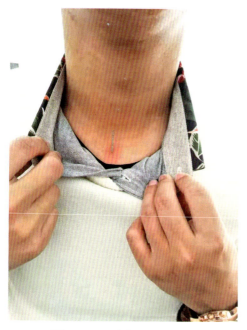

图2-2-47 案例腰骶痛针法

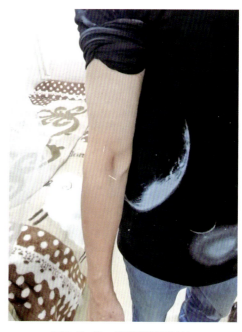

图2-2-48 案例腰痛1针法

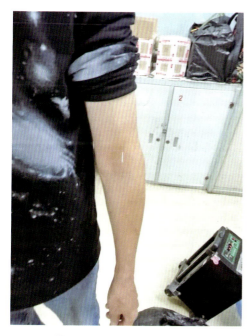

图2-2-49 案例腰痛1针法

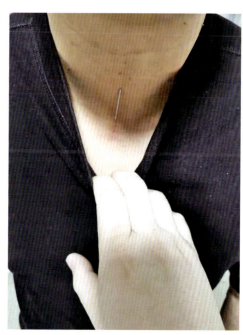

图2-2-50 案例腰痛2针法

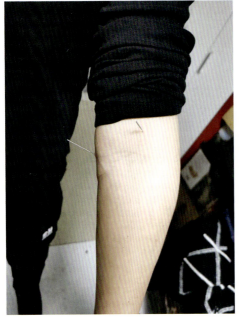

图2-2-51　案例腰痛2针法

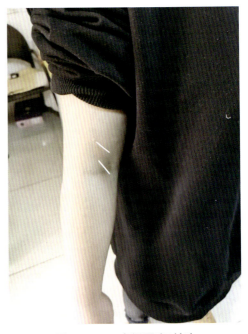

图2-2-52　案例腰痛3针法

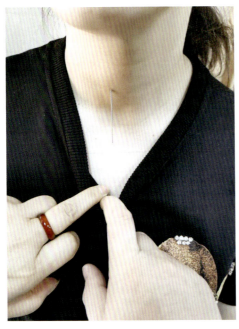

图2-2-53　案例腰痛3针法

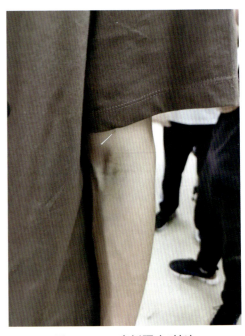

图2-2-54　案例腰痛4针法

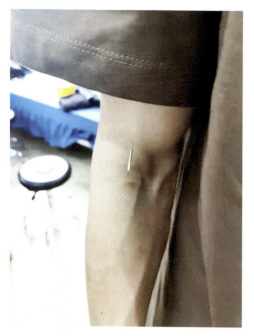

图2-2-55 案例腰痛4针法

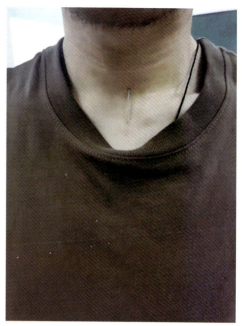

图2-2-56 案例腰痛4针法

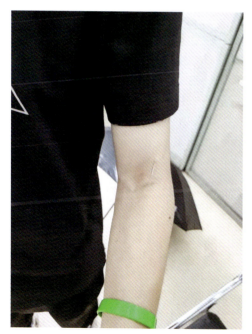

图2-2-57 案例腰痛5针法

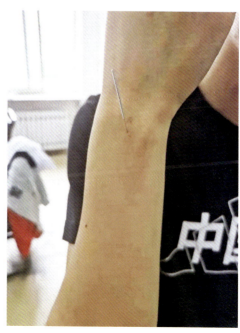

图2-2-58 案例腰痛5针法

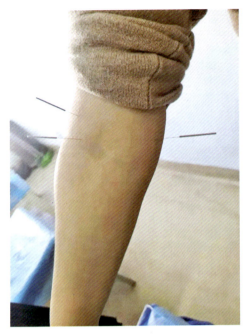

图2-2-59　案例腰痛6针法

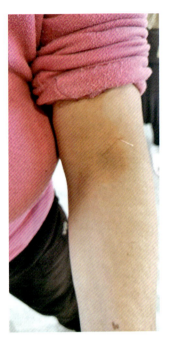

图2-2-60　案例腰痛7针法

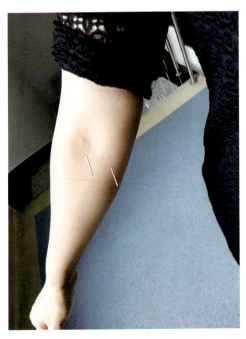

图2-2-61　案例膝盖痛针法

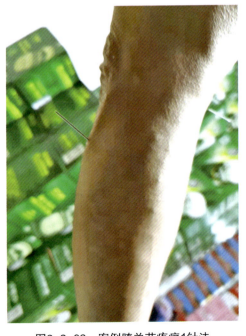

图2-2-62　案例膝关节疼痛1针法

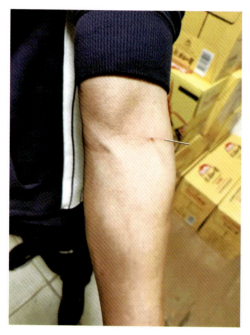

图2-2-63　案例膝关节疼痛1针法

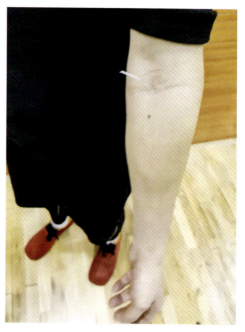

图2-2-64　案例膝关节疼痛2针法

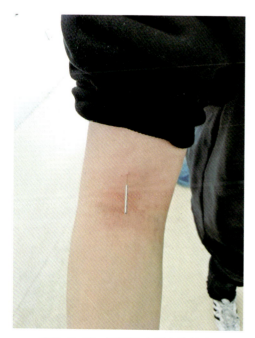

图2-2-65　案例运动后疲劳针法

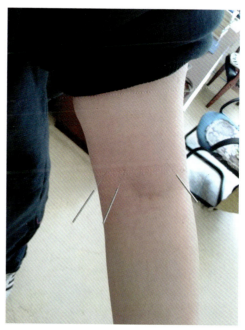

图2-2-66　案例运动后疲劳针法

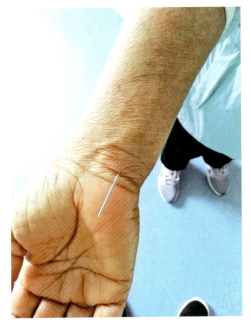

图2-2-67　案例大腿外侧痛针法

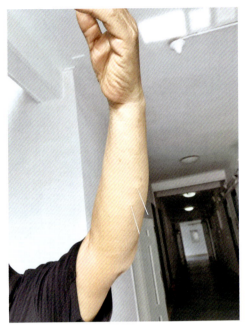

图2-2-68　案例小腿外侧疼痛针法

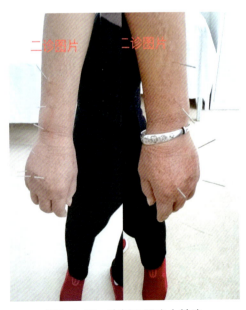

图2-2-69　案例双腿麻木针法

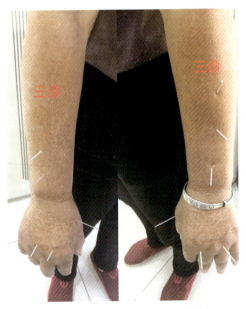

图2-2-70　案例双腿麻木针法

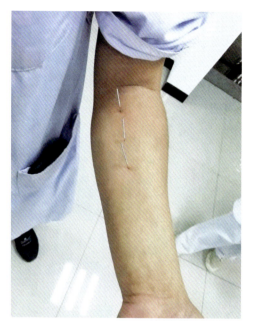

图2-2-71　案例右腿麻木针法

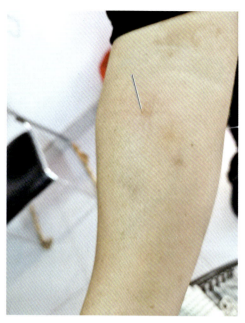

图2-2-72　案例腓肠肌痉挛针法

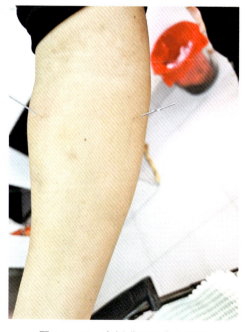

图2-2-73　案例腓肠肌痉挛针法

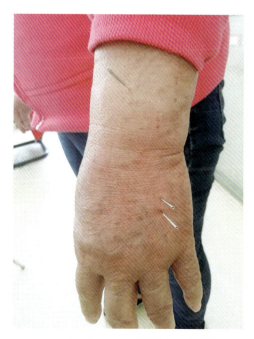

图2-2-74　案例踝关节扭伤1针法

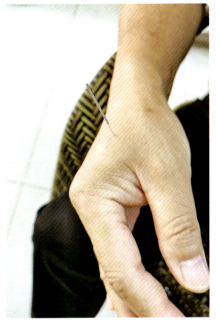

图2-2-75 案例踝关节扭伤2针法

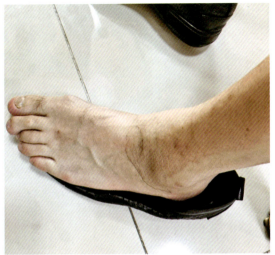

图2-2-76 案例踝关节扭伤2针法

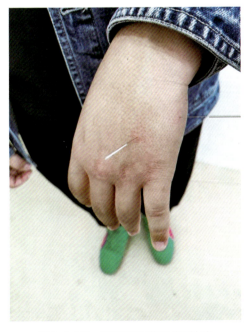

图2-2-77 案例踝关节扭伤3针法

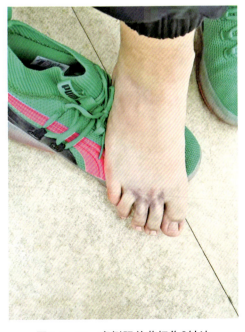

图2-2-78 案例踝关节扭伤3针法

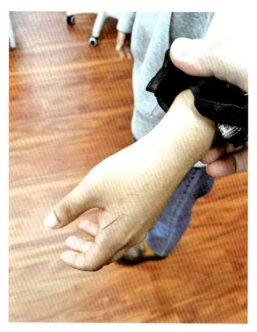

图2-2-79　案例踝关节扭伤4针法

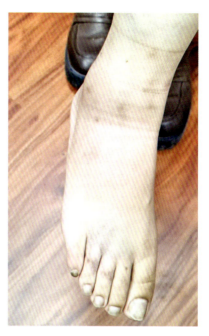

图2-2-80　案例踝关节扭伤4针法

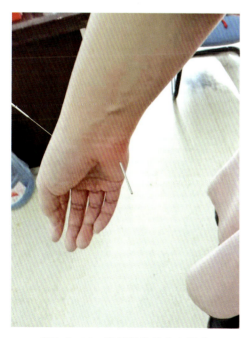

图2-2-81　案例踝关节疼痛针法

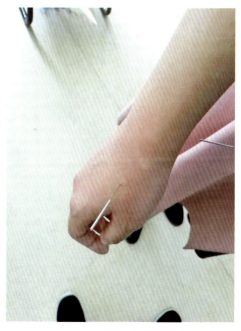

图2-2-82　案例踝关节疼痛针法

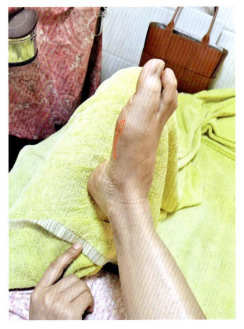

图2-2-83 案例足面麻木针法

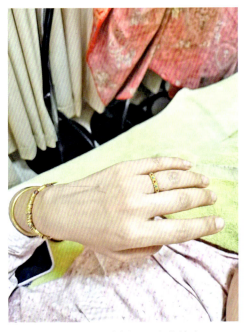

图2-2-84 案例足面麻木针法

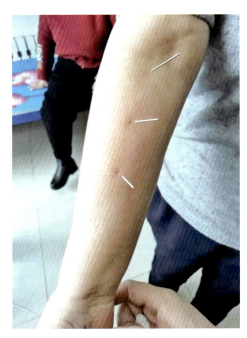

图2-2-85 案例右足跟不能着地针法

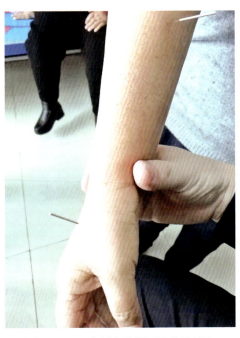

图2-2-86 案例右足跟不能着地针法

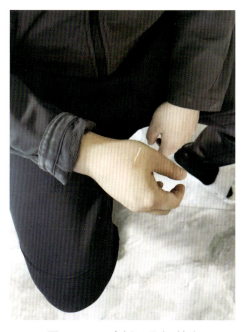

图2-2-87　案例足跟痛1针法

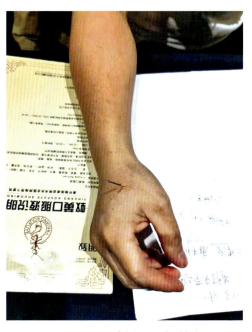

图2-2-88　案例足跟痛2针法

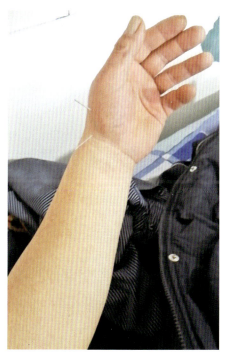

图2-2-89　案例痛风1针法

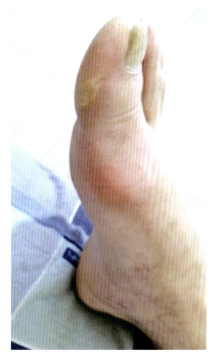

图2-2-90　案例痛风1针法

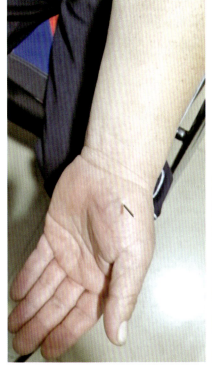

图2-2-91　案例痛风2针法

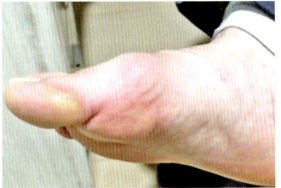

图2-2-92　案例痛风2针法

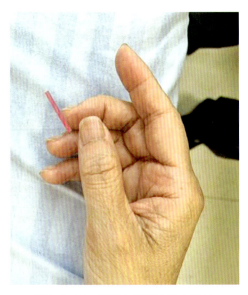

图2-2-93　案例左脚踇趾麻木针法

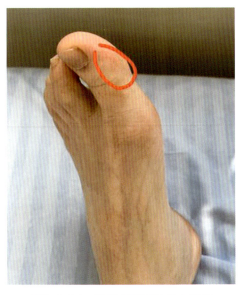

图2-2-94　案例左脚踇趾麻木针法

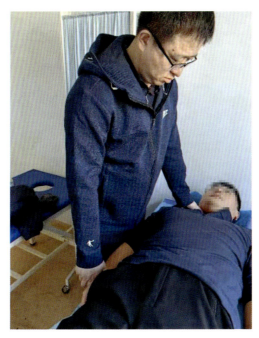

图3-2-1　上下人迎寸口脉法

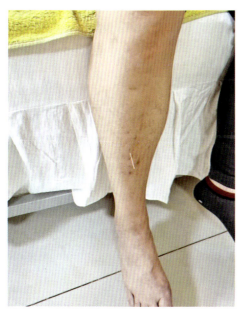

图4-1-1　案例肩痛1针法

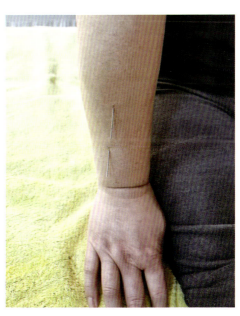

图4-1-2　案例肩痛1针法

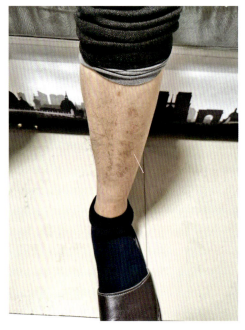

图4-1-3　案例肩痛2针法

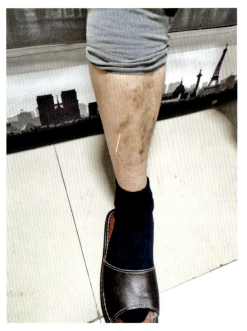

图4-1-4　案例肩痛2针法

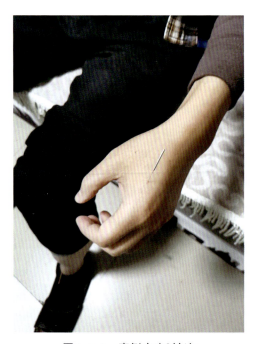

图4-1-5　案例肩痛2针法

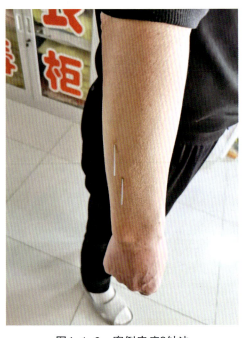

图4-1-6　案例肩痛3针法

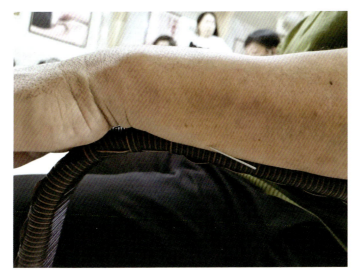

图4-1-7　案例肩背痛1针法

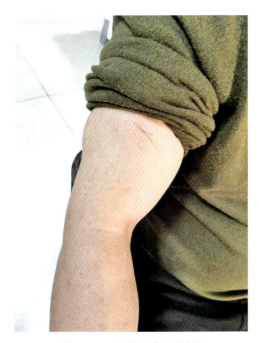

图4-1-8　案例肩背痛1针法

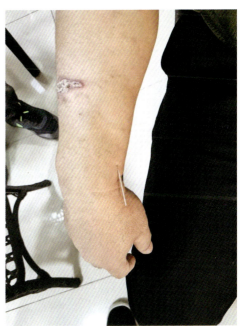

图4-1-9　案例肩背痛1针法

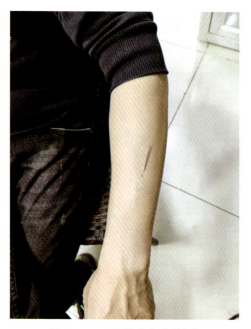

图4-1-10 案例肩背痛2针法

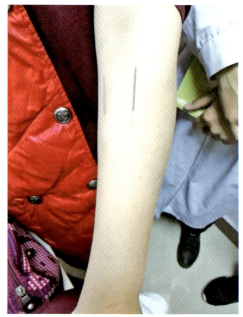

图4-1-11 案例拇指腱鞘炎针法

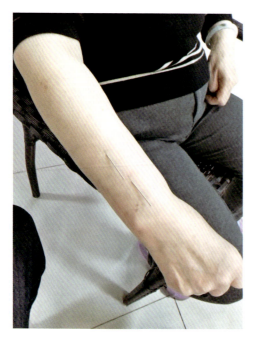

图4-1-12 案例中指腱鞘炎针法

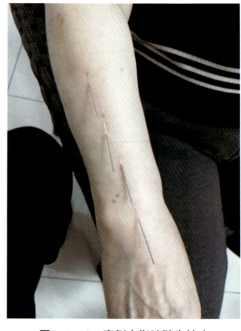

图4-1-13 案例中指腱鞘炎针法

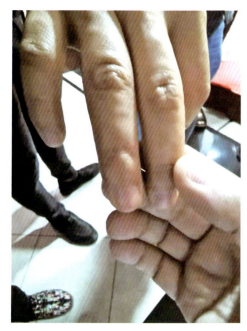

图4-1-14 案例无名指活动不利针法

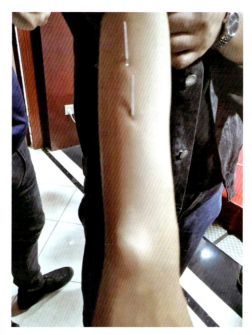

图4-1-15 案例无名指活动不利针法

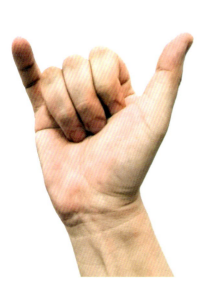

图5-1-1 案例保持手指的柔软性以及敏感性
　　　　的姿势

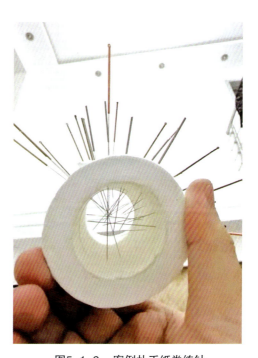

图5-1-2 案例扎手纸卷练针